採用してはならない看護師

～採らないためにしたいこと
　　　　採ってしまったらすべきこと～

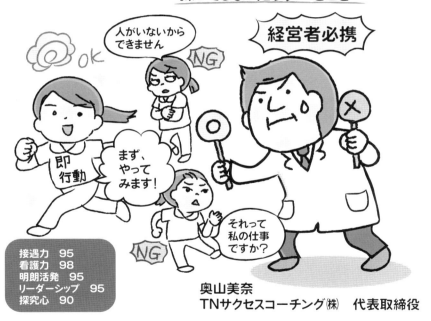

奥山美奈
TNサクセスコーチング㈱　代表取締役

はじめに

　私は病院や介護施設、看護学校や訪問診療・訪問看護ステーション等に教育支援を行う会社を15年経営しています。これまで、マグネット化支援として「人事評価制度の構築」や「管理職の昇格者試験と教育」、「院内コーチ認定」のサービスを提供してきましたが、ご支援先のほとんどが深刻な人材不足に悩んでおられました。解決の一助になればと、細々とではありますが、5年前に人材の紹介と派遣の事業も始め、看護師や介護士、看護助手等をさまざまな組織にご紹介してきました。ようやく新型コロナウイルス感染症が5類になると決まりホッとしていた頃、コロナの予防接種やコールセンターで荒稼ぎをしていたコロナバブル看護師が「ヤバイ！予防接種のバイトなくなる。そろそろ常勤、探さなきゃ」ということで弊社の人材紹介にどんどん登録し始めました。未婚で子供もいないのに「週4日で常勤希望」の働き盛りの男性看護師。「主婦なので残業のない職場を探したい」と言いながらコールセンターのバイトを夜12時まで3年半やり、月収70万を稼いでいた主婦看護師。せっかく紹介した条件ぴったりの病院を「難病」になったと蹴ってコロナバイトに戻ったウソつき看護師（後で私とバイト先で偶然に再会し、難病でなかったことが発覚）。これ以外にも、適応障害やパニック障害で計画的に休職し、傷病手当金をもらえるだけもらいたいというZ世代看護師。組織から管理者研修への推薦状と費用を出してもらいながら研修後に組織に戻らず、退職代行を使って辞めた恩知らず管理職。とにかく人材紹介の登録者の面談では耳を疑うような希望を平気で言ってくる看護師ばかり…。「こんなヤツに誰がした？（否、自発的になったのかもしれませんが）」そう叫びたい気持ちでした。もちろん上記の人々はどこにも紹介はしませんでした。

元看護師で看護教員をしていた私は、このひどい看護師たちのあり様をなんとかしなければと危機感を覚え、急遽この本を出版することにしました。人員基準のある組織を運営する経営者にとって看護師の採用の質は経営を大きく左右します。帰属意識が高く、どんなときでも「患者さんのために」を第一義として行動できる「質の高い看護師」を採用し、経営者には本当にやりたい医療や事業に邁進していただきたいと願っています。また、人材紹介会社に頼らず（自分でやっておいて言うのもなんですが）、自院への直接応募を伸ばして「採用に勝ち」、急な退職が続いてもすぐに力のある後任が昇進できるような「教育の徹底した強い組織」を作っていただきたいと思っています。

　「採用経費がかさみ、教育どころじゃないよ」という組織にもたくさん伺いましたが、やはり「教育は投資」です。年間10人の看護師を紹介会社経由で採用して1,000万の経費を支払うより、教育という人材への先行投資で1,000万をかけるほうがはるかに有意義で、「エンゲージメントレベルの高い職員」が育ちます。15年の教育支援で、「採用に苦労している組織」も「まったく苦労していない組織」もじっくりと関わらせていただいて、そう実感しています。

本書はこのようにお読みください

　まず第1章のはじめの部分では、私が関わった「採用してはならない看護師」の具体的な事例をご紹介します。そして「こうした看護師を採用しないためにしたいこと」をお伝えします。そうは言っても、人員基準を満たすために不本意ながらどんな看護師でも採用するしかないときや、本書で紹介している「外罰的管理者」や「水風呂ナース」がすでに組織にい

はじめに

るときは「採用してしまったらすべきこと」の提案をお読みください。

　本書の中ごろには、私が教育支援で活用している採用ミスマッチをなくすための「労働価値観の活用法」や管理職のリーダーシップ開発のための「リーダーシップ診断」。もうムリ、もう辞めたいと思っている「熱湯ナース」や、給料分しか働かない「水風呂ナース」。逆に、患者のためにもっともっと頑張りたいと思っている「熱きナース」がどのくらいの割合で組織にいるのかがわかる「ぬるま湯診断」。「自分の病院や組織をどのくらい人に勧めるか」を数値化する簡易ES満足度チェックの方法、辞めてもらったほうがいい「外罰的管理者」の見抜き方などをご紹介します。ぜひ、組織風土の改善にお役立てください。

　第2章では、採用の質が高く、教育が充実していて、なおかつ、エンゲージメントレベルの高い職員が定着している病院の理事長、院長と対談をさせていただきました。「採用したい看護師の特性」「採用してよかった看護師の特徴と言動」「採用面談時の印象」などを明らかにし、「よい職員が定着するための教育方法や仕組みづくり」について、それぞれの病院がやっていらっしゃる工夫とその秘策を伝授していただきました。ぜひ、皆様の病院・組織での取り組みの参考にしていただけたら幸いです。

奥山美奈

目　次

第1章　採用してはならない看護師

1．採らないためにしたいこと　①

- 就職後すぐに持病で2か月休職
  復帰後「3日で辞めたZ世代看護師」
- もらった恩を仇で返す　休職復帰後3日で辞めたZ世代看護師
- 休職中に仕事を指示されたとLINEのスクリーンショットを
  労働局に持ち込んだ
- 休職後3日で辞める看護師を「採らないためにしたいこと」
  履歴書は物語る
- 採用面接で活用してほしい「おススメの質問」

2．採ってしまったらすべきこと　⑬

- ワクチンバイトで月収100万
  楽して稼ぎたい「コロナバブル看護師」
- ネイル・マツエクOK，髪型自由
- ブログやSNSで拡散された「コロナバブル情報」
  まじめに働くのは損すること！？
- 勤務間インターバルが1時間でも稼ぎたい
- 高齢者は新卒よりも自分と年の近いスタッフを好む。
  人生経験豊かな潜在看護師の復帰を叶えるきっかけと仕組みづくりを

目　次

- 「人はパンのみにて生くる者にあらず」何のために働くのか？
「労働価値観」把握のおススメ
- 労働価値観の満足度を折に触れ、確認する
- 労働価値観の不満足に関しては詳細を聞き取り、すぐにフォローを
- 勤務中の居眠り、シュラフや枕を持参してまでの「ガン寝」
著しいモラルの低下
- 派遣だらけの予防接種会場
集団的手抜きが起こるため、人は多すぎても機能しない。
管理者の存在が必須

3. 管理者教育のポイント　　　　　　　　　　　　　㊟

- 「経営陣からスタッフを守ること」が管理だと勘違いしている管理者
- ケーススタディ（１）
「人がいないから新規利用者を増やせない」と言う訪問看護管理者の
その本音とは？
高い採用コストをかけて採用したスタッフをすぐに退職させてしまう
管理者と筆者との会話
- 外罰的管理者の「３大くれない言葉」
- ケーススタディ（２）
ちょくちょく休んで他の職員に迷惑をかけるスタッフを擁護する管理者
A：行動変容につながる「コーチング面談」の例
B：行動変容につながらない「グダグダ面談」の例
対比：「コーチング面談」と「グダグダ面談」の差とよい点とよくない点
- 管理者が行動変容を伴う「コーチング面談」ができるようになるために
必要なこと

4. 「ぬるま湯」診断のススメ — 61

- 質の高い「熱い看護師」は文字通り『熱い』（体温が高い）人
- 「熱き看護師」の「よい考え」を「水風呂スタッフ」がつぶして退職に追いやる
- 体温とシステム温はどう測るのか
- 自組織は「ぬるま湯だ」と答えたケアワーカーの「熱き思い」
- 採用プロジェクトチームが燃えた「ゲリラ・ライブ」
- 採用プロジェクトを立ち上げ、レクリエーションの様子を発信し、直接応募を増やす

5. 採用したい看護師 — 71

第2章　対談

1. 20年間人材紹介会社を使わないマグネットホスピタルの秘密 — 83
中村秀敏（真鶴会小倉第一病院　理事長・院長）

2. なぜ、慈恵会病院の看護師採用の質は上がったのか — 110
丹野雅彦（青森慈恵会病院　院長）

3. やれない理由ではなくて、できる方法をとにかく考えよう — 127
神野正隆（社会医療法人財団董仙会　恵寿総合病院　理事長補佐）

4. 採用したい・してよかった看護師とは — 146
安藤高夫（医療法人社団永生会　理事長）

第1章

1. 採らないためにしたいこと

就職後すぐに持病で2か月休職 復帰後「3日で辞めたZ世代看護師」

　弊社がある病院に紹介した看護師が、採用後すぐに持病の悪化で2か月休職し、復帰後3日で辞めたということがありました。「辞めない人を紹介する」を理念に掲げる弊社としては、非常に不本意（否、大迷惑）で「二度とこうした看護師が弊社に登録しないようにするにはどうしたらいいのか」を必死に社内で検討しました。結論としては、

1,「転職の回数は3回まで」
2,「転職理由や休職理由が自責で語られること」
3,「なぜ大手紹介会社でなく弊社で求職活動をしたいのかが明確に言える」
4,「明るく前向きで接遇がよい」

この4つが弊社に登録し、求職活動ができる人の条件としました。

　もともと私の会社は教育支援がメイン事業で、紹介業での収益はあてにしていません。なので強気な条件が出せるのかもしれませんが、元々看護科のある県立高校で教諭をやっていた私は、転職サイトを転がして就職す

るということに反対です。そういう風潮を止めたいとも思っています。その一方で「求められた以上の仕事ができる人」には、飛び級のようなチャンスも与えてあげたいと思っています。そんな思いから人材紹介も事業化することにしました。基本的に弊社で行っているのは、「私のコーチ認定を受けた看護師を幹部候補で紹介する」というものと、「弊社で行っている初任者研修を修了した看護補助者」の人材紹介です。

　私は本業でよく看護師向けの講演や介護員の養成をやっているので、その参加者から「どこかいい病院や介護施設はないですか？」と聞かれ、弊社に登録したいとなります。これまでは3日で辞めるなどという人はおらず、紹介先にも「リソースフルさんから紹介してもらった人は評判がよくて辞めない。だからまた、よろしくお願いします」と、喜ばれてこちらもやりがいを感じていました。そんなとき、コロナ禍の真っ最中にこの「3日で辞めた看護師」が登場し、これは求職登録の条件をもっと厳しくしなければ！と思い立ったのでした。

もらった恩を仇で返す
休職復帰後3日で辞めたZ世代看護師

　世代のせいにしたくはないのですが、情報化が進みジェネレーションギャップがはなはだしい世の中となりました。ひところ前の「ゆとり世代」とはまた違う意味合いになってきたのを肌で感じる今日この頃。この復帰後3日で辞めた看護師は就職してすぐに持病で1か月の休職が必要という診断書を事務長に提出してきました。紹介先のクリニックの院長は優しい方で、「転職してすぐ病気になったのでは暮らしていけないでしょう」と、異例の休職扱いにしてくださいました。オープンしたてのクリニックで看護師は初の採用だったこともあり、融通をきかせてくださった

1. 採らないためにしたいこと

のです。休職中、傷病手当金をもらう都合上、お給料は支払えませんが社会保険料は発生します。この看護師の年収から病院負担は5万円ほどで本人負担も5万円。通院で大変でしょうからと、この本人負担分もクリニックで貸し付け、復帰後の返済でよしという配慮をしてくださいました。素晴らしい院長です。調整していた私も「通常1週間しか勤めていないというときに病気をして長期に休むということになると普通は退職になります。休職中、お給料は発生しませんが、院長は5万円ほどあなたの保険料を支払うというコストがかかります。社会保険をかけないと傷病手当金はもらえないからです。なので通常は数年クリニックで働いてくれた人に休職という配慮をします。院長はコストをかけてもあなたがよくなるのを待ってくれるとのことで、よかったですね。あなたの社会保険料の5万円／月の支払分も立て替えてくださるので、よくなってからの返済でよいそうです。早くよくなって恩返しをしないとですね！」と話していました。すると「はい！早くよくなるように頑張ります。休職中は仕事を覚えるためにも家で勉強します」と、本人も涙を浮かべて感謝の気持ちを院長、事務長にも伝えていました。「主治医から持病のほうは保存療法で身体には負担をかけないようにしてほしいが、筋力が低下しないように歩くなどはするように」と言われたとのことで、休職中も時折り「リハビリ」と称してクリニックを訪れ、院内にある書籍を借りていくなどしていたといいます。休職中に入職した受付スタッフの歓迎会が行われることを知ったこの看護師は「復帰後、すぐに仲良くなれるように自分も出たい」と申し出て、その会にも参加もしたそうで（もちろん会費は院長持ち）、病気はしたけどなかなかモチベーションの高い人でよかったな、と私は思っていました。事務長にもまめに「休職していても仕事を覚えられるように、業務マニュアルを作る準備を始めてもいいでしょうか」や「クリニックのPRのためにSNSをやったらどうでしょうか。調べてもいいですか」な

どLINEで連絡が来ていたといいます。「無理はしないでいいからね」とは言いつつも、その自発性に触発され「じゃ、ぜひお願いします！」とLINEを返信していたといいます。その後もちょくちょく「自分の顔を忘れられないように」と言いながら、クリニックに顔を出していたとのこと。院長も事務長も「若いのにずいぶんとしっかりしている子だな、コストはかかるけど休職させてよかったな」と思っていたそうです。事態が急変するのはこの後です。

休職中に仕事を指示されたとLINEのスクリーンショットを労働局に持ち込んだ

2か月間の休職を経て、この看護師もいよいよ出勤し3日が経過しました。復帰した週の日曜日に、事務長宛てに本人から「いろんなことを勉強しても全然仕事ができる気がしません。自分がいてもみんなに迷惑をかけるだけなのでもう辞めたい」とパニック状態で電話があったというのです。その日、クリニックは休みでしたが、その看護師は自分の合い鍵で中に入り、電子カルテや医療機器の使い方を覚えようとしていたらしいのです。事務長は「焦らなくていいから、ゆっくり休んで。月曜にいろいろと話しましょう」と言って電話を切ったそうですが、本人はその日、ロッカーの私物をすべて持ち帰っており、二度とクリニックに来ることはありませんでした。事務長が話をしようとした月曜日には退職届とともに、今度は「適応障害で1か月の休養が必要」というメンタルクリニックの診断書が配達証明郵便でクリニックに送られてきました。このことで本人にLINEや電話で連絡をしても一切返事はありません。クリニックで立て替えた本人の保険料の支払いに関しても、もちろん連絡はなかったそうです。院長も事務長も期待していただけにがっかりしていましたが「病気で

1. 採らないためにしたいこと

不安定になってしまったんだろう」と、受け止めてくださっていました。その後、クリニック宛てに労働局から「休職中も仕事をさせられていた。その分の給料を支払ってほしい」と、本人が訴えているとのことで連絡があったというから驚きです。労働局の担当者に事務長との LINE のスクリーンショットを見せ、「労働の指示があった」と言い張っているとのこと。また、休日や歓迎会にも呼び出されたとして、そのときに打刻したタイムカードも持参してきているというのです。ちょくちょくクリニックに現れたのは「タイムカードを押すため」だったのです。

　「休職していても仕事を覚えられるように、業務マニュアルを作る準備を始めてもいいでしょうか」や「クリニックの PR のために SNS をやったらどうでしょうか。調べてもいいですか」など逐一、LINE で確認を取っていたのは「労働の指示があった」という証拠を残すためのものだったと知り、事務長はもとより、院長も受付のスタッフも、そして、こんな看護師を紹介してしまった私も愕然としました。「自分の顔を忘れられないように」「歓迎会に参加して受付のスタッフと仲良くなりたい」というのはすべて用意周到に準備されたこの前振りだった訳です。そして労働局の担当者に「休職中にもかかわらず勤務を強要されたせいで適応障害になった」と、泣いて訴えているというのです。幸い、事務長も院長も労働の指示はしていなかったため、この看護師の社会保険料の本人支払いの立て替え分の損害で済みましたが、何度も労働局に呼び出され仕事を中断させられた損失と、本人の生活を守るために行った休職という配慮が仇となって返ってきたことに対する憤り、そして、虚無感が我々の心に残りました。弊社の顧問弁護士にもこの件は相談しましたが、ある意味一人での判断ではなく、この看護師を指導している者がいるのだろう。悪質極まりないという見解でした。退職代行会社の存在やネットの情報。今の時代はどんなことでもクリックひとつで検索できるようになりました。ためしに

「退職　上司　会いたくない」と検索してみると、退職代行会社が書いているブログ記事や「上司に会わずに辞める方法」、退職代行コンサルタントのYouTube動画がたくさんヒットします。Z世代は小学生の頃からこうした情報化社会の中で生きている人々で、よくない知恵もたくさん持っている侮れない存在なのです。私が教員だった頃、教え子と両親が些細なことで喧嘩をし、教え子が家出をしたことがありました（警察署に捜索願いも出しました）。普段、まったく礼儀正しい子ではないのに、「距離をおきたいので家を出ます。これまでありがとうございました。」という丁寧な書き置きが残されてあり、おかしいなと思い両親がパソコンで検索履歴を見てみると「家出　捜索　されない方法」と検索していたそうです（こんなところだけしっかりしている）。後日、「ここにいるから安心してください」と送られてきた住所はまったくのデタラメでした（こんなところにも知恵がついている）。家出で捜索されない方法なんて学生が一人で考え付くようなことではありません。自社の宣伝のためかブログの広告料欲しさかでアップされた記事があふれる社会。そこから先は闇のビジネスの世界かもしれないのに。あらためて情報化社会の怖さを知った瞬間でした。Z世代、恐るべし。

　少々わき道にそれました。3日で退職した看護師の話題に戻ります。退職するにしてもそれまでお世話になり、お給料をいただいた方々にあいさつもせず配達証明で、退職届と「適応障害にて1か月の休職を要する」という診断書を一方的に送り付けて辞める。本人はしてやったりかもしれませんが、防衛機制的には単なる「逃避」です。大人としてしっかりと物事のけじめもつけられず、ストレスがどうのと逃げるだけでは人は成長しません。いつしかこの看護師に子どもが生まれたとしても、いろんなことから「逃げる親」を見て育つことになります。「子は親の後ろ姿を見て育つもの」。将来、子どもが嫌なことから「逃避する」姿を見て、自分自身

1. 採らないためにしたいこと

の逃避グセを反省しても、もう後の祭りです。私が教員だった頃、担当しているクラスの女子学生の自転車が盗難にあったことがありました。私はその自転車に他校の男子学生が乗っているところをたまたま見つけ、問いただすと「この自転車は自分のものだ」と言ってきかないので、警察に行きいろいろと事情を調べてもらっていると、その自転車はそもそもその男子学生のものであったことがわかりました。盗難にあったと思っていた女子学生の父親が、実はその自転車を盗んで彼女に「知人から譲り受けた」と嘘をついていたのです。私も学校側も、そのことに関しては一切口外しませんでしたが、男子学生の通っている学校から流れてきた噂でその女子学生の耳にもその事実が届いたようでした。このことがあってから女子学生は不登校になってしまい、看護師にはならずに学校を中退していきました。やはり悪いことはできないものです。人間が生きていく限り、ストレスと無縁ではいられません。生きていくということは危険を伴うことです。釈迦が説いたように生老病死は四苦（4つの苦しみ）なのですから。ストレス耐性が低い子どもはどんなに親が守ったとしても、結局は壁にぶち当たります。そして、壁にぶつかって困るのは、正直なところ親のほうだと私は見てきました。不登校に適応障害にリストカット。どれもストレス状態からの一時的な逃避です。壁にぶち当たってもなんとか乗り越えられる。逃避以外のストレスコーピング法を身に付けて生き抜いていく。親としてはこんなふうにしてあげるのが「生きる力をはぐぐむ」ということです。それを教えるのは親であり、社会であったわけですが、なぜか日本の労働局は労働者に甘く、経営者に冷たいので、就職先は教育という面では、まったく機能しなくなりました。労働局は、一方的に労働者の言い分を聞くだけで「就職して1週間しか働いていないのに休職をさせてもらったことは感謝しなければいけないですよ」などと決して教え諭してはくれません。逆に労働局の担当者から「辛いようなら職場に行かずに退職届を

送ればいい」とアドバイスされたという求職者もいました。適応障害やパニック障害等に対して医学的な知見もない労働局の人々が（個人的に勉強している人はいるのでしょうが）、逃避まがいの対処を推奨するなど、本来あってはならないことです。また、本当の意味でその人のためにもなりません。こんな詐欺まがいのことがまかり通ればこの看護師は追いつめられたとき、また同じことを繰り返すでしょう。そして転職だらけで真っ黒な履歴書が出来上がります。毎年、5，6月になると、それこそ病院は適応障害の新人でいっぱいです。ただでさえ労働力人口が減少している日本で、若者の休職者が増えているこの現状を労働局や国はどうしようとしているのでしょうか。うつやパニック障害、適応障害の急性期で一時防衛による「逃避」は仕方のない面もありますが、落ち着いたらお世話になった職場に「あのときは突然の退職でご迷惑をおかけしました」くらいのあいさつをして去っていくのが社会人としての礼儀ではないかと思います。良くも悪くも時代は変わっていくものですが、私は人として「受けた恩は返す」というような、そんな人間でありたいと思いますし、まだまだ日本もそうであってほしいと願います。皆さんはいかがでしょうか。

休職後3日で辞める看護師を「採らないためにしたいこと」　履歴書は物語る

　この事例でご紹介した「3日で辞めた上に労働局に駆けこんだ看護師」の履歴書で気になる箇所が今思えば2か所ほどありました。まずは看護学校を1年留年しているところ。次に、1か所目の病院を退職した理由が「主任看護師からハラスメントを受け体調を崩したため」というところでした。この看護師は1か所目の病院を退職したあと、内科のクリニックで2年ほど勤務できていたので、本当にハラスメントを受けたのだろう

1. 採らないためにしたいこと

とは思っていました。しかし、今になって思えば真実は違ったのかもしれません。看護学校の留年に関しては、仕送りなしで学費は自分で支払うことを条件に、関東の学校に進学したが思うほどアルバイトができず、学費が払えずに1年留年したと言っていました。しかし考えてみれば、看護学校は2, 3年生になると実習と学習が大変になり、アルバイトどころではなくなります。1年間留年して貯金をしたとしても2, 3年次にかかる学費まで賄うことは難しいわけで、この話もウソだったのかもしれません。基本的に性善説に立つ私としては、人を疑ってかからないのですが、それは人を良く見ようという肯定的なバイアスになっているのかもしれません。院長や事務長にご迷惑をかけたこの件から、人材紹介をするプロとして性善説と性悪説のどちらの側にも立って相手を見るように変わらなくてはと猛反省しました。今はこの反省をもとに求職者の登録面談および採用面接に同席するときは、次のような質問をするようにしています。

採用面接で活用してほしい「おススメの質問」

　身体的な疾患でも精神的な疾患でも、学校を休学や留年したことがある、または、休職したことがある求職者に対しての質問です（もちろん最初に休学、休職に至ったことに関しては大変でしたね、と労をねぎらう声をかけてから）。

① 「今思えばそのときに、自分で工夫すればよかったな、と思うことはどんなことですか？」
② 「今後、休職をしないために、自分ができることはどんなことですか？」

①の質問は過去を整理するためのものです。例えば腰椎ヘルニアで休職したことがあるならば、「姿勢が悪いと注意されることがあったのに直そうとしていなかった」「ストレッチをするように言われていたのにあまりしなかった」「痛みを感じたとき、すぐに病院にいかなかった」などという回答が返ってきます。この回答は過去から学んでいるということを示す証拠です。悲劇のヒロインになったり、投げやりになったりせずに、身体的な健康障害であっても予防行動をとるなどはできる。つまり、「自分の力が及ぶ範囲で努力や工夫をすることが大切だ」という教訓を腰椎ヘルニアということから得ている可能性があります。この質問に答えられなかったり、「親も同じ病気になったので…」などと答えたりする人は、物事を「外的な要因」に起因して捉えがちです。後ほどご紹介する「外罰」でストレス状況を乗り切る（ストレスに対する防衛機制の「外罰的機制」）傾向があるかもしれません。ストレスフルな状況が「自分以外の物や事」のせいで起こっているとするのが「外罰的防衛機制」で、一言でいえば「他責」です。物事を「自分ではどうすることもできない」と捉えてしまえば「何もしなくていい」わけですから、悲劇のヒロインになったり、投げやりになったりします。この質問は、健康障害という「バッドニュース」をどう捉えリソースにしてきたかを引き出すもので、その人物の性格傾向をつかむこともできるよい質問です。ぜひ、ご活用ください。

　②の「今後、休職をしないために、自分ができることはどんなことですか？」の質問は未来に向けたものです。この質問にも自責で物事を考えられる人は「今後はこうする、ああする」ということがサクサクと返ってきます。他責（外罰的）で考える人は回答が返ってこないか、ものすごく答えるのに時間がかかります。また、ストレス性疾患での休職の場合は、特にこの質問への回答は重要です。適応障害やパニック障害で休職をと言わ

1. 採らないためにしたいこと

れたスタッフが抗不安薬と睡眠導入剤を飲んで 2 か月間休んでも、またすぐに休職になる。教育支援の現場でそういう場面をたくさん見てきました。もちろん、ストレッサーが原因の場合は配置換えや休みが有効なこともあります。しかし、それ以外の場合はその人の認知（物事の捉え方）の仕方を合理的なものに変え、これまでと違ったコーピング行動を生活に取り入れ、ストレスとうまく付き合っていくことができるようにならなければ根本的に解決はしません。リワークプログラムへの参加とまではいかなくても、休職中には認知行動療法やアサーティブネストレーニングなどを受けたり、書籍を読んだりして、内省することはできたか。筋弛緩法などのリラクゼーション方法の獲得や音楽や芸術、スポーツや日記を書く（認知行動療法では合理的な思考を獲得するために日記を書くなどを勧める）などのコーピング行動が習慣化できたかどうか。これらを確認することが重要だと思います。また、これらが身についたのであればストレス性の疾患は自ずと軽快に向かいます。休職中はただ薬を飲んで休んでいてもよくならない。休職していたスタッフの面談を通して、私はこのことを実感しています。

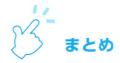 **まとめ**

- Z世代は情報化社会の中を生きているため侮れない。しかし、あきらめずに教育の観点を忘れずに関わる。特に「礼儀」を教える必要があります。

採用面接でおススメの質問

- 休学や休職中に「①自分で工夫すればよかったな、と思うこと」、「②今後、休職をしないために、自分ができることは何か」と質問する。
- 外罰的な人は①，②の質問に答えられない。他責ではなく自分事として考えられる人を採用する。
- ストレス性の疾患で休職した人は、休職中に認知行動療法やアサーティブネストレーニングに参加する、書籍を読む、音楽や芸術、スポーツに触れる、日記を書くなどの新しいコーピング行動が獲得されたかを確認する。獲得されていれば再発の可能性が低くなる。

2. 採ってしまったらすべきこと

ワクチンバイトで月収100万
楽して稼ぎたい「コロナバブル看護師」

　私は教育支援の会社を経営していますが、人材紹介と派遣を行う別会社も細々と運営しています。「一生、働けるところを」と、まじめに職場を探す看護師がいる一方で、「委員会やリーダーはやりたくないから常勤はイヤです」「時給が高くて残業なしのところしか無理です」と、真顔で言ってくる看護師も多くいます。そんな言動を見聞きすると、元県立高校の看護科教員だった私は「こんなヤツに誰がした！？」（否、自らなったのかもしれませんが）と、やっぱり幻滅してしまいます。ようやくコロナ感染症が5類となるニュースが流れてホッとしていた矢先、弊社には「やばい、やばい。コロナバブル終わる前にいい常勤場所、探さないと」という看護師が焦って何人も登録してきました。派手なネイルに『ベルサイユのばら』のようなマツエク。「メーク」ではなく、もはや「アート」のような濃いメーク。面接会場はキャバクラのようになっていました。金髪で病院の面接に現れた看護師には、さすがにドラッグストアで「髪の毛を黒色に戻すスプレー」を買い与え、「直してからでないと紹介できないですよ」と注意するという有り様。もともと売り手市場の看護職ですが、コロナ禍がそこに拍車をかけ、こんなふうになってしまいました。

ネイル・マツエク OK、髪型自由

```
急募!!

株式会社　ウソナ派遣

勤務地　　東京都
業務　ワクチン接種、コールセンター
時給　4000円〜
備考　ネイル・マツエク OK、髪型自由

※21時までのリーダー業務ができる方は
日給 5,000円増しも可です。
お気軽にご応募ください。至急。
```

　ネイル・マツエク OK、髪型自由…。それってそんなに重要か？と残念ですが、近ごろの看護師募集の欄には好条件として、これらが入っていることが多いです。そして、この時給。コロナバブル当時は、時給 4500円や日給 4万なんていうところもざらにありました。バイトしすぎた翌年の税金や保険料が払えず、カードで借入。その返済のために高時給で働きたいという人や、お金を貸してくれる病院に就職したいという人もいまし

た。（まあ、すぐ辞めるでしょうが）世も末です。

ブログやSNSで拡散された「コロナバブル情報」まじめに働くのは損すること！？

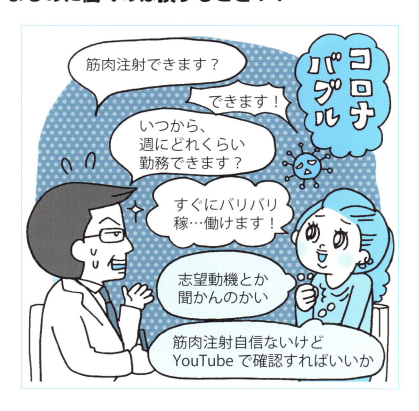

　情報化社会の怖さでもありますが、ブログやSNS等の情報がいいのか悪いのか拡散されていくと、常勤でまじめに働くことが損をすることのように感じる人も出てきます。現に、こうした記事や投稿（表1）を見て私の知人のお子さんは「給料をたくさんもらいたいから看護師になりた

表1　コロナバブルの恩恵を受けたホテル療養バイト看護師の給与明細

2022年11月給与	
差引支給額	876,332円
支給合計額	1,006,130円
控除合計額	129,798円

（月額100万円で手取り月87万円）

い！」と言っているそうです。私が教員だった頃は、「人の役に立ちたいので看護師になりたい」という志望動機の人が多かったものですが…。

　数年前、「YouTuberになりたいので」と言って病院を退職した看護師がいました。世の中は変わりました。ブログやYouTubeで自分の思いを発信するのが趣味という人も増えたので、採用後、退職後の情報の取り扱いやモラルについても取り決めをしておく必要も出てきました。YouTubeの動画投稿が得意というスタッフに採用プロジェクトチームで動画編集を依頼したことがありますが、「お金にならないコトはムリです」とあっさりとNOでした。まあ、職員ってそういうものですね。

勤務間インターバルが1時間でも稼ぎたい

　労働時間の法令順守ができているかを厳しくチェックされるため、病院や事業所では、夜勤明けで帰った職員に夕方から勤務をさせることはでき

ません。しかし、複数の派遣会社を掛け持ちしている看護師ならできてしまいます。せっかく国が働き方改革を打ち出して、労働者を守ろうとしても「バブルのうちにたくさん稼ぎたい看護師」は、夜勤明けの日にまた夜勤を入れます。コロナバブルで、「日中にコロナワクチンの予防接種会場で働き（35,000円）、夜はホテル療養施設に行き（45,000円）、稼ぎまくりました」という看護師もたくさんいました。推奨される「勤務間インターバル11時間」どころの話ではなく、「インターバルは接種会場から療養施設の移動時間の1時間のみ」なんてことも。「ホテル療養の夜勤は大学病院等の夜勤と比べれば全然楽勝。掃除しなくてもキレイなホテルで寝れるし逆にいい」と、そんな勤務を3週間連続で続けているという看護師もいました。金に目がくらみすぎです。中には、「ホテル療養バイトはお弁当が出るので食費が浮くし、勤務する人が休んだりすると、その人の分のお弁当が余るのでそれをもらって帰れる。次の日の食費も浮いて一石二鳥なんです」と、誇らしげに語る看護師の話を私は、「その賞味期限切れのお弁当で食中毒とかになったら、それも勤務させた側が悪くなるんだろうか？」と憤りながら聞いていました。最後に「弊社で紹介した派遣先では、衛生管理上、お弁当はその場で召し上がっていただくことになっていますので、よろしくお願いしますね」と伝えて話を終えたのは言うまでもありません（笑）。

　こうした看護師の言動を見聞きすると、新約聖書の「人はパンのみにて生くる者にあらず」を思い出しますが、逆にこうした看護師は「コスト意識が高い」と捉えることもできるでしょう。採用時に（お金、お金とばかり言う人を採用するのはイヤですが）組織の昇進昇格の基準や給与規定をしっかりと知らせることで、バリバリ働くようにリードすることも可能です（だってインターバル1時間で働けるくらいですから）。第二新卒やアルバイトで暮らしているような看護師の中には、キャリアラインに乗り損

ね、昇進をあきらめて投げやりになっている人も結構います。キャリア志向で完璧主義傾向が強い看護師ほど、出だしでコケるとバイトに逃げてしまう。そんな傾向があると紹介会社をやっていると感じます。いつでもどこからでもリベンジできるような環境があれば、こうした人たちもまた花が開くことがあります。教育支援で伺っているある病院の師長の1/3は休職の経験がある方々ですが（長い師長で6年間）、その病院は離職率が高いということもあり、働きぶりを認められて最短での昇進を果たしました。例えばこうした例があると中途採用者のやる気が高まります。私は、就職面談時に採用予定者にしっかりと昇進昇格の基準や必要年数、昇格試験の内容などを知らせておくことが重要だと思います。「看護師に管理職になりたいという人なんていないよ」と思う方もいらっしゃると思いますが、実はそうでもありません。私がある病院に紹介した男性看護師の一人に「看護部長になりたい」という人がいましたが、その男性は採用面接時にしっかりと、昇進昇格について「本気を出せば、最短15年でトップにいけるんですね」と面接者に質問していました。また、家庭の事情でやむなく仕事を休んでいた看護師の中にも「どうせ出世コースにはもう乗れないですから…」と言う人もいます。病院に出入りしている私は、看護師から事務長や人事部長になった人や経営戦略室で活躍している人を見たりしているので「そんなこともないのに」と思いますが、「看護師5年で認定看護師」などと、キャリアを狭義に捉えている人はそう感じるようです。なんとかチャンスをあげたいものです。

高齢者は新卒よりも自分と年の近いスタッフを好む。人生経験豊かな潜在看護師の復帰を叶えるきっかけと仕組みづくりを

　定年の年齢が上がり、70代まで働く時代もそこまできています。長く看護師を続けていく中で、育児や介護の経験が「患者や家族の立場で物を考えることができる」など、質の高い看護の礎になることも多いもの。私は自費の訪問看護もやっていますが、利用者からよく「新卒の若い子よりも話が合う年齢が近い人にしてほしい」と言われます。超高齢化社会では必然的に働く人の年齢も上がりますから、ある意味時代にマッチしているのかもしれません。Z世代やコロナ禍の影響でコミュニケーションもままならないような若者よりは、人生経験豊かな潜在看護師のほうがポテンシャルは高いかもしれません。潜在看護師が安心して復帰できるような教育システムを構築することにエネルギーを注ぐのも、賢いやり方だと思います。私は各都道府県の看護協会やナースプラザの研修をよく行っていますが、看護協会が何十年も潜在看護師の掘り起こしに尽力しても目立った成果が上がらなかったのに対して、高時給の予防接種やコールセンター業務の募集は一気に潜在看護師の復帰を成功させました。皮肉なものです。ちょっと話はそれますが、潜在看護師の復帰に関しては、高時給ということと、被扶養者の年間収入に算定されない特例としたことも、もちろん関係してはいると思います。が、ワクチン接種を経て、常勤になった人々に復帰できた要因を聞くと「予防接種」「問診」「採血」などの業務タスクが明確にされていたので、それさえ復習すれば働けるかもしれないと、ハードルが下がったことが大きいと話してくれました。私は、この原稿を書く3日前も東京都のナースプラザで潜在看護師向けの研修を行っていて、ここでも参加者は求められる業務の中身が細分化されていると「これならでき

るかも」という気持ちになれると言っていました。ナースプラザで潜在看護師が復帰のための実技研修を受けられるのは、東京ですら年間4回しかありません。自分の住む地域の病院でたとえ1日だけでも復帰のための実技指導研修をやっているところがあれば、まだまだ70万人いるといわれる潜在看護師の復帰は叶う。現場で潜在看護師に関わっているとそう感じます。ちなみに2024年にナースプラザ東京が聴取したアンケートには研修の参加申し込みを決めたのは、潜在看護師本人という回答が86.7％。参加目的は「採血」「輸液」の技術指導を受けたかったから。看護協会に入会している人だから参加したんでしょ？と思いがちですが、実は、看護協会の入会率は26.7％と低く、「ナースプラザのホームページから研修を知った」という人が40％でした。つまり、ネットで復職しようと検索して参加を決めているわけです（研修計画一覧表を見て参加を決めたという人は26.7％）。参加年齢は40〜49歳が53.4％と多く、なんと勤務経験年数は5〜19年という人が66.6％。「5年以上の経験年数があっても潜在看護師になってしまうほど、今の医療現場は復帰のハードルが高い」と言えます。このアンケート結果から言えることは、自院で看護技術の体験会を企画し、ホームページでしっかりと「看護師復職のための体験会」をPRすること、「研修計画一覧表を作成し、アップしておくこと」を徹底すれば、復職を目指す看護師の直接応募は、まだまだ狙えるということでしょう。また、検索エンジンによりますがインターネットで「看護師　東京　復帰」と検索すると、大手人材紹介会社の広告が4件ヒットし、そのあとに東京都ナースプラザや東京都福祉保健局の看護職員地域確保支援事業のページが出てきます（2025年1月現在）。ホームページにブログ機能を入れているところは、広報担当または、あれば採用プロジェクトチームに「看護師　東京　復帰」「看護師　復職　実技　体験」などを盛り込んでブログ更新を依頼すれば、検索の上位に食い込める

2. 採ってしまったらすべきこと

と思います。

> 🔍 看護師　東京　復帰

　ナースプラザ等でやっている看護職員地域確保支援事業の病院体験コースの研修先として手上げするというのもひとつの方法ですが（2023年、東京都では研修登録場所として24件の病院が手上げしていました）、カリキュラムが詳細に決まりすぎていて、現場に下すとちょっと嫌がられそうです（東京都ナースプラザ：病院体験コース研修内容 .https://www.np-tokyo.jp/wp/wp-content/uploads/2023/05/HP-program.pdf 参照）。

　私は、3日間、5日間とがっちり研修をやるというよりも（参加者も研修期間は全日参加できることが条件になっている）、この研修カリキュラムを参考に半日くらいの体験会を現場の負担にならないように、ちょくちょく開催するほうが現実的で採用につながると思います。

「人はパンのみにて生くる者にあらず」何のために働くのか？「労働価値観」把握のおススメ

　この人は労働に何を求めているのか（労働価値観）を採用時にしっかりと把握することは、採用のミスマッチ防止になります。そして現在、働いている職員の満足度向上にもつなげることができるので、私はよく調査しています。調査といってもGoogleフォームのアンケート機能を使う簡単なものなので、3日もあれば全職員分の労働価値観とその満足度を確認することができます。しかも無料です。よくウン十万を費やして職員満足度

調査を行っているところがありますが、分析の結果は調査後、しばらく経ってから現場にフィードバックされることがほとんどです。時間がかかりすぎると、調査のときに「退職してしまうかも」と懸念していたスタッフは結果が来たときには、すでに辞めていたなんてことが起こります。満足度調査はやはりタイムリーに確認、調整できたほうがいいです。右はドナルド・E・スーパーの提唱する労働価値観「14 の項目」を Google フォームのアンケートにまとめたものです（表 2）。

　皆さんが労働に対して求めていること（労働価値観）は何でしょうか。経営者の方は職員の多くが選択するものとは違うのが一般的です。ちなみに小さな会社を経営している私の労働価値観をこの 14 項目から選ぶと、優先順位が高い順から

「1.　能力の活用－自分の能力が発揮できること」

「2.　達成－よい結果が生まれたという実感」

「4.　愛他性－人の役に立てること」

「6.　創造性－新しいものや考え方を創りだせること」

「8.　ライフスタイル－自分の望むペース、生活ができること」

「14.　環境－仕事環境が心地よいこと」

となりました。私は普段、一人で仕事をしています。どんなにいいスタッフでも職員といると気が散ってしまい、仕事が進まなくなるので、基本的に仕事は自分の部屋にこもってやります。これは「14 の仕事環境が心地よいこと」に当たります。そして病院や介護施設、企業など、支援先へのサービス提供がうまくいくことが、何よりも満足感を生むので「1. 能力の活用」「2. 達成 - よい結果が生まれること」「4. 愛他性 - 人の役に立てること」を労働に対して求めているんだな、とあらためて感じます。そして、私は今、連載を 2 本やっていますが、多いときには 6 本を抱えていました（1 か月に 2 万字…。正直、キツかったです）。飛行機だと筆が

表2　労働価値観「14の項目」のアンケート

【職員満足と顧客満足を同時に叶えるための職員研修】
事前アンケートのご協力のお願い
アンケートにご協力頂きありがとうございます。
入力の目安時間は15分ほどになります。
必須の質問に関しては必ず回答してからの送信となります。

あなた自身についてお聞きします。
あなたは仕事に対してどんなことを望んでいますか（労働価値観）
以下から仕事に望むことを選んでください（複数選択可）

「仕事とは、自分の能力や興味、価値観を表現するものである。そうでなければ、仕事は退屈で無意味なものになってしまう。」これは、アメリカの教育学者であるドナルド・E・スーパーが提唱した、代表的なキャリア理論です。スーパーは『仕事の重要性研究』で、仕事に対する人の価値観を以下に示す14項目に特定しました。

- ☐ 1. 能力の活用－自分の能力が発揮できること
- ☐ 2. 達成－よい結果が生まれたという実感
- ☐ 3. 美的追及－美しいものを創りだせること
- ☐ 4. 愛他性－人の役に立てること
- ☐ 5. 自律性－自律できること
- ☐ 6. 創造性－新しいものや考え方を創りだせること
- ☐ 7. 経済的価値－たくさんのお金を稼ぎ、高水準の生活を送れること
- ☐ 8. ライフスタイル－自分の望むペース、生活ができること
- ☐ 9. 身体的活動－身体を動かす機会を持てること
- ☐ 10. 社会的評価－社会に仕事の成果を認めてもらえること
- ☐ 11. 危険性、冒険性－わくわくするような体験ができること
- ☐ 12. 社会的交流性－いろいろな人と接点を持ちながら仕事ができること
- ☐ 13. 多様性－多様な活動ができること
- ☐ 14. 環境－仕事環境が心地よいこと

進んできたなと思うときに、すぐ出張先に着いてしまうので、新幹線移動にして列車の中で原稿を書くなど（乗り物酔いがあるので、酔い止めを飲み嘔気と戦いながらの執筆　泣）してきました。乗り物酔いはするし、執筆の時間もたくさん取られて本当に大変なのですが、それでもやってこられたのは、やはり「6．新しいものや考え方を創りだせること」に価値を置いているからだと思います。また、執筆や研修の開発は、ふとしたときに思いのほか進むということがあります。9時から17時までの勤務と規定されると、なかなか私の場合はパフォーマンスが上がりません（単に会社員が合っていないだけかもしれませんが）。真夜中に研修内容がひらめいてパソコンに向かえるという「ライフスタイル」が私には合っているので「8．ライフスタイル－自分の望むペース、生活ができること」も重要だと思っています。ですので、なんだかんだ言っても私の労働価値観は満たされていて「幸せ」です。欲を言えば「7．経済的価値」を選択するような私だったら、もっと私の会社は大きくなっていただろうと思うと、非常に残念です（笑）。と、私の例で労働価値観ということを考えてみましたが、人にはそれぞれ「働くこと」に対して求めていることがあり、その満足度が高ければ「離職」には至りません。採用者や職員の労働価値観を把握し、満足度を高めるようにすれば、自ずと職員の離職率は下がります。

補足：プロジェクトチームの定着力アップの成果に関してはこちらでご確認ください。
　■奥山美奈・著「医療者のための共育コーチング―心を動かしチームを動かす」（日本看護協会出版会 2019）
　■奥山美奈「組織活性化プロジェクトチームの作り方とその成果」、林　謙治・編著「ポストコロナの保健医療体制を考える」（ロギカ書房 2022）

2. 採ってしまったらすべきこと

次に都内にある105床の療養型病院の看護部職員に聴取した労働価値観に関するアンケート結果をご紹介します（図1）。

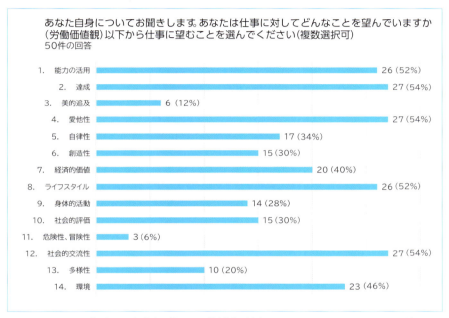

図1　ある病院の看護部職員の労働価値観についてのアンケート結果

「1.　能力の活用」
「2.　達成」
「4.　愛他性」
「8.　ライフスタイル」
「12.　社会的交流性」
「14.　環境」

アンケート結果から上記の6項目が上位を占めています。大抵の病院

で同じような結果になるので、看護職は労働に対して、能力の活用、達成、愛他性、ライフスタイル、社会的交流、仕事環境が心地よいことを求めていると言えます。ちなみに「3．美的追及」を選ぶのは美容師やエステ、ネイルサロンなどで働く人々、「9．身体的活動」を選ぶのはスポーツジムのトレーナーや理学療法士に多いです。なにかわかるような気がしますよね。前述した「ネイル・マツエク、髪型自由」に引き寄せられる看護師は、「3．美的追及」が大事なわけなので、採用面接時は薄化粧に黒スーツで来たとしても、その後豹変する可能性は大ですのでご注意ください（笑）。そういえば、美容整形に転職希望していた看護師も迷わず「3．美的追及」を選んでいました。この項でご紹介した「コロナバブルで月収100万」を自慢している看護師はむろん「7．経済的価値」が上位にきます。上記の結果をみると「7．経済的価値」の優先順位は14項目中、上から7番目。つまり、通常の看護師（図1のアンケートは常勤の看護師のみに聴取）は労働価値観の上位に「7．経済的価値」をもってこないということです（ちょっとホッとしますね）。コロナバブルで目先の高時給に吸い寄せられ、常勤を辞めてまでバイト生活を送ってきたような人が「7．経済的価値」を重要視しているだけで、多数派ではないということは救いです。コロナがまだまだ未知のウイルスであったとき、過重労働に耐えかねて仕方なく退職し、予防接種やコールセンター、療養施設でアルバイトをしていたという看護師もいるでしょう。そういう方がこの項を読むと「そんなんじゃない！」と、反論もありましょう。ただ、私が採用を手伝った看護師、もしくは弊社で採用したコロナバブルに乗っかっていた看護師は、この項の冒頭でご紹介したような「経済的価値だけを重視し、さらにモラルも低い看護師」がほとんどでした。「朱に交われば赤くなる」と言いますが、最初はモラルが高かった看護師でも、3年、4年とモラル低下がはなはだしい環境にいれば、いつしかそれが日常になっていき

ます。本当に恐ろしいことです。私が他の組織にご紹介したバブル看護師たちの３分の２はもう離職しました。残りの方々はなんとか頑張っていますが、「上司が居て、人事評価や目標管理の下に常勤で働く」という通常のことが本当に大変そうで、今なおリハビリ中です（管理下において常勤で働くことに対して）。また、労働価値観の他の項目で気をつけたいのは、一般的に「13. 多様性－多様な活動ができること」を看護師は重要視していません（優先順位は下から３番目）。ですから、看護以外の業務を依頼すると「これって私の仕事ですか？」などの苦情や、「看護以外の仕事ばかりさせられるので辞めたい」などにつながっていってしまいます。きっと皆さんもよく耳にしている言葉じゃないでしょうか（泣）。採用面接時には、業務内容を「看護全般」という大枠ではなく、タスクとしてしっかりと示し「看護以外は看護師の仕事じゃない」という誤った認識を払拭していくことが重要です。

労働価値観の満足度を折に触れ、確認する

次に、離職を防ぐために個人の労働価値観は満たされているのかどうかを経時的にチェックするメリットをお伝えします。私は支援先病院のスタッフに対して定期的に、就職して以来「仕事で一番充実したエピソード」を具体的に教えてくださいという質問に回答してもらうようにしています（表３）。患者さんへの医療サービスの提供がうまくいったことへの満足の記述です。このように２の達成や、４の愛他性を労働価値観としているスタッフを採用したいものです。

図２はある病院の新人看護師のアンケート結果ですが、この記述のほとんどは４の愛他性（人の役に立つ）に関連するものです。ベタではあ

表3 就職して以来「仕事で一番充実したエピソード」

あなたが就職して以来「仕事で一番充実したエピソード」を
できるだけ具体的に教えてください。

かつての所属していた病院でのエピソード。
医療療養病棟に転院してきた患者。人工透析が必要であったが、前院ではもう治療の余地はないと家族や本人が受け取ってしまう説明であった様子。
前院からのサマリーでは、本人も家族も治療を望んでいないという情報。
病棟在院の期限が近づいていたため、家族に今後について伺う中で、もう治療できない、もしくは治療がないと思っているという考えを知った。
人工透析という選択肢もあり得るのではないか？と、本人、家族、主治医の面談調整をした。面談後、透析導入が決まり療養病棟での長期療養が継続になった。
本人、家族へ選択肢を提示できたことで、将来の命に関わる選択をしてもらえたのは、看護師という仕事ならではの充実感を得られた気がします。

海外在住の患者さん、CT検査をした結果、病変あり。
診療情報提供書と撮影したCT画像（CD-R）を提供（アジア圏のため、検査機会が少ないと思われたため）する予定だったが、飛行機のフライト時間が喫緊に迫っており、CD-Rの作成が間に合わない可能性があった。画像の作成およびCD-Rの完成時、患者は会計を済ませて病院の入り口におり、時間ギリギリですべての情報をお渡しできた。
あのときにした握手を、一生忘れることはないと思う。

りますが、患者さんからの「ありがとう」の言葉で愛他性が満たされているのがわかります。私がウン十年前の新人看護師だったときと比べると今の新人はずいぶんと親切にじっくり時間をかけて育てられています。その甲斐もあってか、新人が就職してきて半年くらいは、ほとんど重要な仕事を任せられないため「患者さんの役に立っている」という実感が本人たちには乏しくなります。「人の役に立ちたい」のに「立っている」実感がないのですから、自ずと「自己肯定感」は下がるのです。仕事で独り立ちすれば、患者さんとのリレーションが生まれるので、新人自身で愛他性を満たすことができるようになります。本当の意味の独り立ちです。自分自身で労働価値観を満たすことができるようになるまで、先輩や上司が「〇〇さんがいると病棟が明るくなるね」や「〇〇さんの姿を見てると初心に戻れていいよ」などと、愛他性を満たしてあげることが新人の定着につなが

2. 採ってしまったらすべきこと

ります。図1でご紹介したアンケートに回答してくれた看護師の平均年齢は30代後半ですが、図2にご紹介した回答はほとんど新卒の看護師なので21歳くらいです。15年以上の年齢の開きがあると労働価値観の優

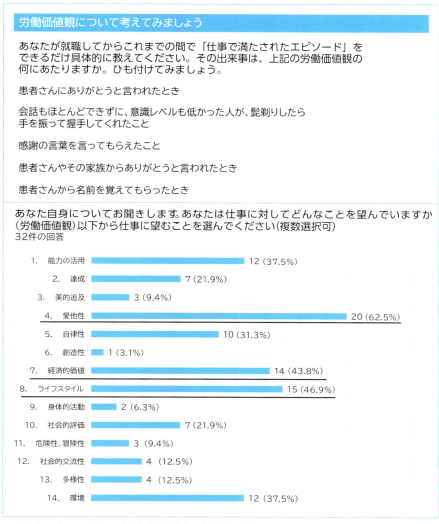

図2　ある病院の新人看護師の労働価値観についてのアンケート結果

先順位も変わります。お姉さま世代の看護師では上から7番目だった「経済的価値」は、若手世代では上から3番目にランクアップされています。子育てや自宅購入のためのローンを組んだりしているであろう世代が「経済的価値」はあまり重要視していないのに対し、独身の若手が「経済的価値」を3番に据えるのはなんだか世知辛い感じもしますが、皆さんはいかがでしょうか。

　また、「仕事で一番充実したエピソードは何ですか？」への回答を記入したあとの「気分」を想像してみると、どうでしょう。「さわやかな、いい気分」になっているんじゃないか、そんな気がしますよね。そうなんです。このアンケートを目の前で回答してもらうと、入力している人々の表情がどんどん柔和になっていきます。それは、回答することで「看護って大変だけど、やっぱりいい仕事だな」と、リソースフル[※1]になってくるからだと思います。記入の目安は5分ほど。たった5分で「仕事の魅力の再確認」ができたら素敵ですよね。皆さんのところの管理職が、部下であれ、患者さんであれ、目の前にいる対象を5分で「リソースフルな状態」にすることができるとしたら素晴らしいですよね。こうした質問を作成できる能力を私は「コーチング力」と呼んでいます。世の中にはコーチングを「言葉あそび」のように捉えている人もいるのですが、実は本物の「コーチング」とは「状態管理」の方法論です（これは「気分を扱うテクニック」）。定期的なアンケート聴取でリソースフルにするのもいい方法ですが、管理職が一日の勤務の終わりやカンファレンスでスタッフの「労働価値観が満たされたこと」をシェアできる環境をつくることが最高のコーチングになります。部下の仕事に対するモチベーションを管理できれば、管理職がスタッフの離職で悩むことはなくなるからです。

[※1] リソースフル：心が穏やかになり「自分にはできる」という思考や感情が生まれ、自分の持っている能力がいかんなく発揮できる状態

2. 採ってしまったらすべきこと

労働価値観の不満足に関しては詳細を聞き取り、すぐにフォローを

　表4は労働価値観のアンケートで「仕事でがっかりしてしまったこと」について質問している様子です。

表4　仕事でがっかりしてしまったこと

> 仕事で、がっかりしてしまったことについて教えてください。
> それは労働価値観のどの部分が阻害されたからなのか、ひも付けてみましょう。
> 50件の回答
>
> 普段当たり前にやるべきことができないことです。
> コロナのときは仕方がなかったと思います。
> 感染を少なく、会話も少なく。
> 顔も今まで以上に見えない状況だったので、
> 緩和されるまで声で覚えてもらおうと、
> 「おはよう」「ごめんね」等の声かけは必ずしていました。
>
> 今は改善されましたが、人員不足で部屋の掃除までできないことで、
> その時間、患者様と会話をしていましたが、その時間さえも今はなく。
> 「後で」と伝えても行ける時間がとれません。

　上記は愛他性の阻害にまつわる重要な回答です。「患者さんと会話をしたり、部屋の掃除をしたりできない」ことがあがっています。これは、患者サービスの「質」と「量」に関する記述なので、すぐに改善していく必要があります。こうした優しい看護師がやりがいをもって仕事ができるように環境を改善することができなければ、すぐに「いい人が辞める組織」ができあがります（いい人が辞める組織にしないために、後述する「ぬるま湯診断」のススメの項をご参照ください）。

　表5は「14番　仕事環境が心地よいこと」が阻害されたときの回答です。特に「一緒に頑張ろうとしていたスタッフが辞めてしまったとき」という記述に注目しましょう。「よい看護師」が退職したあと後追いのよう

表5 「14. 環境」が阻害されたときの理由

日常のケア,看護を忙しさにかまけ雑に行うスタッフにがっかりする
物事を考えて動けていない視野のせまいナースは可哀想とも思う

人間関係
仕事環境が阻害されたから

協力が得られなかったこと

人から裏切られ、嘘つかれ、人を信じられなくなり、阻害され、仕事するのも
イヤになり、労働価値観が下がり、やる気を失くした

すべてのことに対してがっかりしてます。働く側のことが全く一切わかっていないし、
考えられてない

一緒に頑張ろうとしていたスタッフが辞めてしまったとき

に、それこそ「よいスタッフ」がどんどん辞めていくことがあります。とても残念なことです。未来傾斜原理[※2]によれば、人は「未来に希望をなくしたとき」に「退職」などの意思決定をしがちなのだそうです。看護力とリーダーシップがある看護師が退職するときには、そのスタッフを心の支えとしているであろう看護師の面談を、間髪入れずに行い「後追い離職」を防ぐ必要があります。

[※2] 高橋伸夫・編「未来傾斜原理 - 協調的な経営行動の進化」(白桃書房 1996)

回答のなかには「生理痛がひどく仕事を休もうとしたとき、『生理ごときで休まれたら困るんだけど』と、言われ休めなかった」という記述もありましたが、これはもうパワハラです。業務の統一性のなさに対する不満なども、すぐに改善が必要な項目です。労働価値観の不満足にはすぐに上司から面談するなどのフォローがないとスタッフはいともカンタンに退職してしまいます。また、アンケートを定期的にとることは「適度なガス抜き」にもなるので効果的ですが、取りっぱなしが一番よくありません。アンケートを聴取したら、すぐにその結果をフィードバックして上司が改善

の意向を示すなどをする必要があります。要はアンケートとはスタッフとのコミュニケーションのツールで、回答させたからには何かしらの動きを返すのがマナーです。アンケートを取りっぱなしにして信頼が失われた組織で、再度スタッフに向けてアンケートをしたら「書くだけムダ」「前回、回答した時間を返せ」という記述があまりにも多くて驚きました（「回答した時間を返せ」は書けるのね…）。こんなふうにならないようにぜひ気をつけたいものです。

まとめ

- 「稼ぎたい」は「コスト意識が高い」と捉え、昇進昇格が給与アップにつながることを明示して動機付ける（キャリアに乗り損ねた看護師は「稼ぐこと」で昇進ができないことを補償していることがある）。
- 潜在看護師向けに採血等の体験会を実施し、ホームページからの直接応募を増やす。人生経験豊かな人材として潜在看護師の復職が可能な教育プログラムを確立する。
- 職員の労働価値観を把握して採用のミスマッチの予防と職員満足度の同時アップを狙う。

勤務中の居眠り、シュラフや枕を持参してまでの「ガン寝」 著しいモラルの低下

　図3は、ある看護師が見せてくれた登録派遣会社からの注意喚起のLINEです。「こんな人もいるんですよ、信じられないですよね」と、なぜか私に見せてくれました。ホテル療養施設やコールセンターでのアルバイト人員に対してのLINEですが、勤務中の居眠り、スマホ使用、ヘッドセットの取り外し（コールセンターでは電話が鳴ったらすぐに対応できるようヘッドセット装着を義務づけていたところが多い）、胡坐をかくなど、モラルの低下がはなはだしい現状が思い浮かびます。私は今も看護学校の講義をしていますが、このLINEは学生向けの注意喚起としても程度が低すぎると思います。そして※印のところの一文「シュラフや枕はロッカーに置かずに持ち帰ってくださいますようお願いします。」はロッカーの私物化についての注意のようですが、中身をじっくりと見てください。勤務中の居眠りだけでは飽き足らず「シュラフや枕を持参して寝に来ている」者もいるという事実。とてもじゃないですが、成人して国家資格を持つ看護師の行動と思いたくはありません。このLINEを患者さんやご家族が見たとしたら、一気に看護師への社会的信用が失われることでしょう。

　他の派遣会社のこんなLINEを私に見せる「ある看護師の動機」はいったい何だったのかというと「自分はこうしたモラルのない人間ではないので、勤務条件のよいところを紹介してください」というアピールだったのでしょう。コロナバブル時、好条件の派遣案件をめぐり登録看護師間では争奪戦が起きていました。勤務態度のよい看護師（中には派遣会社の担当者と癒着し、優先的に自分に案件を振ってもらう人も）には、緊急募集やリーダー格の募集（高時給）の案件がいくため、派遣労働者間では、いじめや嫌がらせも頻発していたようです。ちなみに超零細企業の弊社には、

2. 採ってしまったらすべきこと

■夜勤帯についての注意喚起
②勤務態度について
業務中の居眠りにつきまして指摘を受けております。
こちらにつきましては業務不履行扱いとなる可能性がございますので、十分ご注意ください。

■電子機器の持ち込みについて
電子書籍、スマートウォッチ等の電子機器すべてが対象となります。
※個人情報等の漏洩等を未然に防ぐための重要なコンプライアンス規定となりますので、遵守をお願いいたします。

■勤務態度について
勤務中はヘッドセットを必ず着用してください。
（首や頭にかけておく等）
※椅子の上に胡坐をかく、
足を伸ばして着座する、
居眠り等は指導対象となります。
上記につきまして指導が入った際には速やかに改善いただきますようご協力をお願いいたします。

※シュラフや枕はロッカーに置かず持ち帰ってくださいますようお願いします。

図3　コロナバブルの後遺症　モラルの低下

ワクチン接種の派遣は依頼されませんでしたので、念のため。さて、これら「モラルの低い看護師を採用しないためにはどうしたらいいか、採用面接ではどんな質問をしたらいいか」については、他の項（p.9）で触れていますのでぜひ、ご参考ください。

派遣だらけの予防接種会場
集団的手抜きが起こるため、人は多すぎても
機能しない。管理者の存在が必須

　コロナウイルスがまだまだ未知のものだった頃、「とにかく予防接種ができる人員の確保が急務」ということで、ネットの人材募集広告は、看護師の高時給でのアルバイトや派遣の募集情報であふれかえっていました。接種会場にも様々な派遣会社から送られてきた看護師が所狭しに集められましたが、しょせん接種会場で当日顔を合わせただけの人々。すぐにチームになって動くことなどできません（毎日病院で一緒に働いている者同士でもうまくいかないのですから　笑）。顔も見たことのない看護師同士の中で、マウントを取り、頼まれてもいないのに場を仕切る者、言われたことしかできない指示待ちの者、予防接種だけならできるかもと応募してきた潜在看護師が右往左往しているという状況を思い浮かべることができると思います。人数は多ければ多いほど集団的手抜き（人が多いと皆、「誰かがやるだろう」と思い、仕事量が集められた人数以下になること）が起こります。これを防ぐには、全体の業務を俯瞰し、リーダーシップをとる管理者の存在が必須です。まれに病院でも、フラットな組織を目指しているとかで管理職という役職を置かないというところもありますが、働いている職員から内情を聞くと「患者さんの清潔ケアがおざなり」になっていたり、「さぼる人」や「喫煙ルームに行って業務に戻ってこなくなる人」な

2. 採ってしまったらすべきこと

どが続出したりと、無法地帯となっているといいます。そりゃ、そうです。常勤が少なく、夜勤専従ばかりで回している病院や老健なども、無法地帯化しています。注意する人がいないので個人のやりたい放題なのです。悲しいかな管理者不在の職場は、前述した勤務中のスマホに居眠り、胡坐かきなど、モラルのない人々をはびこらせてしまいます。管理しすぎも人のやる気をそぐのでよくないですが、管理しなさすぎもまた、「人のよくない面を引き出してしまう」ため、よくありません。基本的に私は性善説の側に立っていますが、一方で「人は安きに流れるもの」でもあります。多くの人員が働く場所では「勤務中のルール」や「専門職としてのあり方と役割」について教育し、管理者がマネジメントすることで人員総数の何倍もの仕事をこなす「チーム」にしていくことが重要だと思っています。病院や事業所においては、人事評価制度の規律性を問うものとして「遅刻、欠勤、早退、無駄話、さぼり等がなかった」や「専門職のあり方として常に看護の質向上に努めていた」などの項目があるか。協調性を問うものとして「利己的な言動で他者に迷惑をかけることがなかった」などの項目は入っているかを今一度確認しておきたいものです。評価制度がなければ作るか、せめて就業規則や雇用契約書にこれらのことを明記することが必要です。組織の「クレド」や「行動指針」を意識させることで理想の組織を作りたいということもあると思いますが、職員のモラル低下が散見されるとき、残念ながら意識だけで理想の組織を作れるほどスタッフのレベルは高くありません。そういうときは、職員のレベルに合わせて規律性やルールを徹底して守らせることから始めていかなければなりません。規則やルールは、職員のよくない言動を予防するためのものであり「教育のツール」でもあるのです。夢の国『ディズニーランド』のキャストたちの接遇を超えたサービスがすばらしいと話題になることがありますが、『ディズニーランド』にはおびただしい量の業務マニュアルがあるそうです[※3]。

しっかりとした土台の上に、キャストそれぞれの個性が反映したサービスの提供があるので顧客がファン化しているのでしょう。病院や介護施設においても規律性と協調性の評価を土台とし、しっかりとした職務行動がとれた上で「理念の行動化」ができるように職員を育成したいものです。

　コーチング的には、偶然そこで一緒に働くことになった人々のことを「グループ」と呼びます。集団接種会場やコールセンターに、ただ集められた人々はやはり「グループ」以上にはなり得ませんでした。人事評価制度に起因しない一時的な好待遇は専門職としてのキャリアアップや個人の成長につながらないバブルでしかありません。組織の方向性を示し、各自に業務役割をしっかりとらせ、ただの集団からゴールを共有した「チーム」にしていく。それが管理者の役割で、やはり集団には管理者が必須です。野球にサッカー、バレーボールといった集団競技に監督が必要なのはそういうことでしょう。コロナ禍での集団接種会場の混乱が教えてくれた重要なことの１つは、「ただ人を集めただけでは人は機能しない」「集団にはリーダーが必要」ということでしょう。

※3 大住力「ディズニーの最強マニュアル」（かんき出版 2014）

 まとめ

- モラル低下の職員には規律性・協調性での評価が必須。理念やクレドだけでは人は育たない。
- 集団的手抜きが起こるため、人は多すぎても機能しない。偶然一緒に働くようになった「グループ」集団を共通のゴールへ向かう「チーム」へと育成する管理者の存在が必須。

3. 管理者教育のポイント

「経営陣からスタッフを守ること」が管理だと勘違いしている管理者

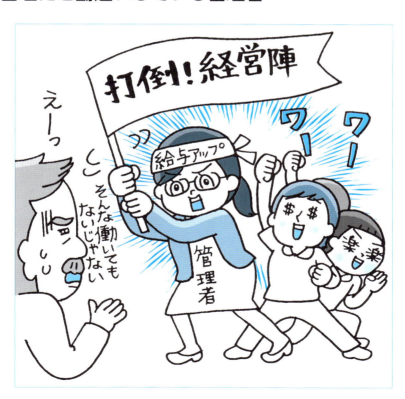

残念ながら現場には、結構な確率でこうした人が存在します。新しくプロジェクトチームを立ち上げようとすると「こんなに忙しいのに、まだ何かさせる気ですか？」と言い、目標管理面談シーズンには「人が急に辞めた穴を必死で埋めているスタッフに、目標達成しろだなんて自分には言えません」と、堂々と言ってくる師長に主任。こんなふうになってしまうのは、自身の職務役割をしっかりと認識できていないから。また、多くの場合、こうした人々にはよくないロールモデルがいたりしてやっかいです。

　自分たち（部下）の文句を経営陣に代弁しながら戦い敗れ、辞めていった上司。
　訪問件数を上げずに給料アップだけを勝ち取ってくれる訪問看護ステーション管理者。

　ウン十年前、人事評価制度もしっかりと存在しなかった時代。ハラスメントがどうのとかが問題にならなかった時代に活躍した上司の幻影を、こうした管理者は無意識に模倣しているのですが、もう時代が変わったことを認識しないといけません。人員基準を満たすことが運営の条件になっている医療や介護施設において、今の時代は集団での退職をほのめかしたりすれば、事実上、組織は経営ができなくなるため、営業妨害や脅しと捉えられてもおかしくありません。今は、売り手市場の医療者や介護員だからといって、経営陣に何を言っても許される時代ではなくなったのです。雇用される側や部下の立場であったとしても、自身の言動には責任を持つ必要があります。
　新規プロジェクトは、法人の課題を組織横断的に解決するための「次の一手」。目標管理は「部下の頑張りが適正に評価されるためにある」、すなわち「部下のための仕組み」なのです。管理者は部署の目標を達成するた

3. 管理者教育のポイント

めに、個人目標を立案させます。これらの理解が本当の意味でできていない（または理解できる機会を設けていない）ことが、前述した言動の原因です。

医療の世界ではコスト意識が低いため、普通に社歴相当の実務をやっているばかりでは「よい管理者」にはなれません。また、長期間の高額な研修（出ないよりはましですが）に出したから「よい管理者」になって帰ってくるわけでもありません。

長期間の研修に出してもらっても感謝もなく、自分の組織を批判し、スタッフと一緒になって自部署の悪口ばかり言っている「外罰的管理者」も存在します。しっかりとした管理者を育成するためには、やはり組織全体で「管理とは何か」を学習させることを「仕組み化」し、いち早くよいロールモデルとなる管理者を育成し、ノウハウを組織に内製化する必要があります。

高額な管理者研修に管理者候補を1人、2人出しただけでは「人によった組織」ができるだけですし、その人たちが辞めたらもうおしまいで、組織には学習効果や内容が何も残りません。逆に、上記のような目標管理の仕組みを理解していない管理者や、経営陣にでも食ってかかってくるような外罰的管理者が長いこと君臨してしまっては、この人たちを新たに模倣する者が出てきて、時代が繰り返されてしまいます。では、そうならないためにはいったい何が必要なのでしょうか。具体的なケースで考えてみることにしましょう。

ケーススタディ（1）

・「人がいないから新規利用者を増やせない」と言う訪問看護管理者の

その本音とは？

　私はこれまでいくつかの訪問看護ステーションを持つ法人に、教育支援や人材紹介で関わってきました。病院の附属でみなしの訪問看護をやっているところや、管理者は看護師だけれども経営者は別に存在している異業種参入のステーション、看護師自身が起業し、経営者と管理者を兼任しているところなど様々ですが、よく「人がいないから新規利用者を増やせない」という声を聞きます。こうした訴えのほとんどは、病院の附属か異業種参入の訪問看護ステーションの管理者です（看護師自身がステーションの経営者兼管理者はこうしたことを言いません。自分の法人なので、休日を返上してでも新規利用者を引き受けて経営を回していかなくちゃと思うからです）。

　「人がいないから新規利用者を増やせない」と訴える管理者は、ケアマネジャーから新規の利用者を紹介されても、余剰人員がいないと現状のスタッフの訪問件数が増えて負担がかかり、「結果として、今のスタッフが辞めてしまうから受けられない。スタッフが増えたら新規もたくさん引き受けられる」と言うのです。そういうことならばと、紹介会社経由で高額な紹介料とともに人材を採用しても、「そもそも、あの人のキャラはうちには合っていないし、要りません。それよりあの人、ここは前のところよりも待遇が悪いって言ってましたよ」と、あっさり3か月で退職させたりします。「つい先週、紹介料、払ったばかりだぞ！管理者ならせめてあと、3か月は引き止めてくれよ（泣）」といくら経営層が嘆いても、どこ吹く風で一向に響きません。人材紹介料は年収の25〜30％くらいが相場ですから100〜120万ほどが看護師1人を採用すると飛んでいってしまうというのに…。「それでもしばらく定着してくれるのなら『よし』とするか」と泣く泣く、紹介料を支払っている経営層の気持ちを、コスト意識と帰属意識の低い管理者はそもそも理解できません。こうした管理者に

3. 管理者教育のポイント

私が、「看護師さんを1人、紹介会社経由で採用したら、いくら支払うことになると思いますか？」と質問しても答えられません。「わかりません」と言うならまだいいのですが、「自分には経営の数字とかはオープンにされてないので」と、開き直ってくる人も多いのが不思議です。一般企業ではあり得ない、こうしたことが平気で起こる医療の現場。以下はこうした管理者と私の会話の続きです。

・高い採用コストをかけて採用したスタッフをすぐに退職させてしまう
　管理者と筆者の会話

　私：「管理する上で必要だから、できる範囲で経営の数字を教えてほしいと経営層に頼んでみてはどうでしょう。」

　こうした管理者：「前の管理者もやってないし、それは自分の仕事じゃありません。」

　あえなく終了。　　　・・・・・チーン・・・・・（静）

　私：「管理は『ヒト・モノ・カネ』って、管理者研修とかで聞いたことないですか？」

　こうした管理者：「自分は管理者研修に出してもらっていないんで。行かせてほしいって何度も言ってるんですけどね。」

　私：「そ、そうなんですね…（汗）（それはあなたが、すぐ辞める、辞めるって言うからですけどね…）。腰を据えて管理者としてやっていきたいから管理者研修に行かせてほしいともう1回、言ってみてはどうですかね。私も援護しますから。」

　こうした管理者：「いや、自分はここに腰を据える気持ちはないんで行かなくていいです。」

-------------- 真顔 --------------

　私：・・・・・・。

外罰的管理者の「3大くれない言葉」

　「教えてくれない」「行かせてくれない」「わかってくれない」こうした管理者がよく使う「3大くれない言葉」。「いつ辞めるかわからないような管理者」に、高額な研修に喜んで行かせる経営者はどこにもいません。組織から給料をもらいながら「腰を据えるつもりはない」と言い放つ管理者。そんな人の元で、帰属意識の高いスタッフが育つわけがありません。こうした管理者の「人がいないから新規利用者を増やせない」という訴え

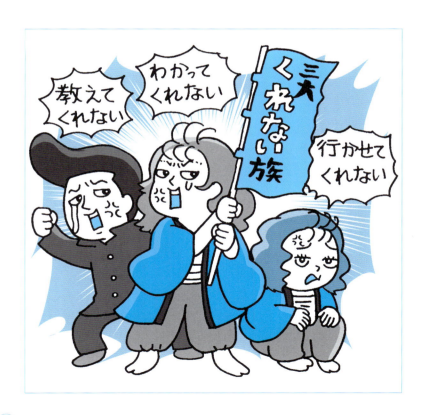

3. 管理者教育のポイント

の本音は、「スタッフが増えたら新規利用者を受けなきゃならないから訪問件数が増える。給料が一緒なら別に現状維持でいい」なのです。「人がいないから新規がとれない。人が増えたら新規はもっととれる」と表向きには言いながら、「訪問件数を増やしたくない派閥」を作り、そこに属せない人には辞めてもらう。そして今度は「定着しないのは待遇が悪いせいだ。このままじゃ自分たちも辞めますよ」と、自分たちの給料を引き上げようとする（これらの本音を見抜く必要があります）。実はこうした管理者は、法人の利益が上がろうが、下がろうが自分が給料を払うわけじゃないので、本当のところ、痛くも痒くもありません。「なんなら利益が出ている他部門から自分たちの赤字を補填すればいいじゃないですかね。同じ法人なんだから」と思っていたりもします（これは私が関わってきた管理者のそのままの言葉です　泣）。また、こういう本音を平気で口に出したりもします（逆に、看護師が立ち上げたステーションの管理者は経営者でもあるので、コスト意識が高い人が多いのですが…）。こうした管理者は、「訪問の件数が増えないよう自分が経営陣からみんなを守っている」とアピールしスタッフを味方につけて、現状維持派閥を作ってしまいます。こうならないようにするには、「人事評価制度」をしっかりと機能させ「目標管理でしっかりと訪問件数をキープまたは増加」させる必要があります。「月に100訪問」などの数値化された目標があれば、利用者さんが減少したときにケアマネジャーや退院調整室に営業に行くなどの行動をとるようになるからです。4，5人の小規模ステーションは、「まだ立ち上げたばっかりで『人事評価制度』なんて、とてもそういう段階じゃないです」などと言いますが、小規模で1人、2人欠けただけでも大問題になってしまうところこそ、人事評価や目標管理がしっかりしていないといけないのです。人数が少ないからこそ、一丸となって利用者獲得をしていかなければ、すぐに競合に負けてしまいます。「人がいないから新規を増やせ

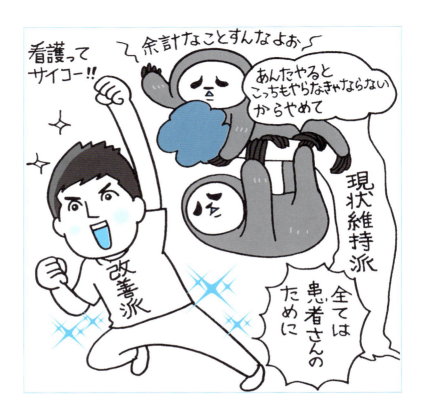

ない」なんて言ってる場合じゃありません。管理者たるもの2，3年は休みを返上して、自分が毎日待機の電話を持つくらいの覚悟がなければ小規模ステーションはすぐに経営破綻します。

　「正直、訪問件数を増やしたくない。けど給料はそこそこもらいたい。」こんなスタッフばかりのステーションに、「訪問件数は多くてもいいからインセンティブがたくさん欲しい」というスタッフが入ってきたらどうなるでしょう？私は人材紹介の際に刺激になればと思い、こういうステーションにバリバリ稼ぎたいという男性看護師を紹介したりしますが、やは

り「現状維持派閥」のスタッフに馴染めず、定着しません。訪問件数を増やしたくないスタッフや管理者にとっては「もっと働きたい」というスタッフがいることは、残念ながら「自分たちもやらなくちゃならなくなるんで邪魔」でしかないのです。「もっとバリバリ働きたい人」は、訪問件数を上げてバリバリ稼げるステーションが似合います。「類は友を呼ぶ」もの。こうして「利益が上がり大規模化するステーション」と「現状維持のそこそこステーション」の組織風土が定着します。こうならないようにするためにも、コスト意識と帰属意識がともに高い管理者を育成、採用していく仕組みが重要になってきます。また、こうした訪問看護管理者は「管理者研修受講」＝「管理者教育」というふうに理解していますが、大きな大きな誤解です。筆者も訪問看護管理者を育成する団体で8か月ほど集合研修を受講しましたが、教養科目くらいの内容で、経営を回す上ではまったく役に立ちませんでした。実際に訪問看護ステーションを立ち上げ、運営したほうが何倍も勉強になりました。やはり「事実は小説よりも奇なり」で、マネジメントの現場で実際にやっていることのほうが、はるかにリアルです。特に訪問看護ステーションの場合は他のステーションとの競争が激しいので、管理者だけというよりはスタッフみんなが「管理」を学ばないとすぐに赤字になります。いつ辞めるかわからない帰属意識の低い管理者にコストをかけて長期で高額な研修に出すより、私は職員全体が受けられるe-learningの受講をお勧めします。実は、コロナ禍でe-learningの質は非常に上がりました。新卒看護師は訪問看護の分野で育てるのは難しい（基礎看護技術を病棟で経験してこないため）という定説がありましたが、e-learningの進化で、その常識が覆ったとも思います。訪問看護ステーションに義務付けられている必修研修を網羅していることや管理者向けの教材が豊富な会社を選べば、管理者研修に1人出す費用の20分の1のコストで全職員に管理者教育までを受講させることが

できますので、めちゃくちゃコストパフォーマンスがよいのです（個人的にはS-QUE訪問看護というe-learning教材は、月に10,000円（税抜）でIDの制限なしという破格値で視聴でき、なおかつ管理者研修が充実しているのでお勧めです）。

　全職員に管理者ができるほどのマネジメント力が備わっていれば、「自分が辞めたら次の管理者はどうするんですか？やる人、いませんよ」なんて脅されることもなくなります（笑）。人員不足で経営者が看護管理者をやるのが必須の訪問看護ステーションの運営こそ、「管理者教育を充実」させておく必要があります。

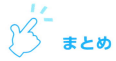 **まとめ**

> 「人がいないから新規利用者を増やせない」という管理者の発言を改善するには
> ・人事評価制度を導入し、目標管理で「月100訪問」など数値目標の管理を。
> ・先手必勝で「現状維持派閥」を作らせない。
> ・少人数だからこそ、組織の存続に「人事評価」「目標管理」が必要。
> 「私が辞めたら次の管理者はどうするんですか？やる人、いませんよ」と言われないためには
> ・全職員が管理者教育を受けられるe-learningを導入。全職員が「管理者業務」ができるように「教育」を充実させる。

ケーススタディ（2）

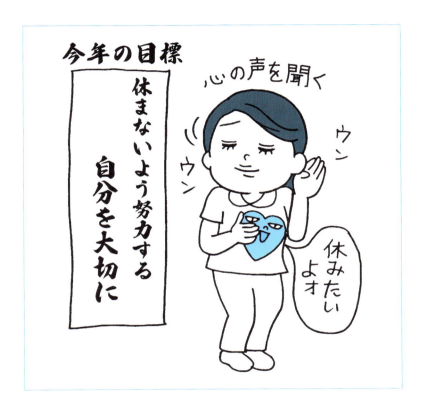

- ちょくちょく休んで他の職員に迷惑をかけるスタッフを擁護する管理者

　目標管理をやっているとある法人で、「今年はできるだけ勤務を休まないよう努力する」という個人目標を掲げてきたスタッフがいました（47歳看護師）。この目標だけでも十分、びっくりしますが、この目標を達成するための行動計画に、「自分の身体の変化に敏感になる」「毎日、検温をする」「心の悲鳴を聞き取る」「疲れたら体に無理をさせない」とありまし

た。これはもう、患者です。もっとびっくりしたのは、この目標を見てもその部署の管理者が疑問に思っていないということでした。管理者に「どうしてこんな目標のレベルなんでしょうか」と私が尋ねると、「以前、このスタッフはストレス性の疾患にかかったことがあり、それ以降休みがちだけど、なんとか頑張ってくれているんで」と言うのです。

　気難しい患者や複雑な患者は一人で受け持たせず、なんと管理者と一緒に受け持つことにしていて、もう何年もそんな状態だといいます。勤務軽減と配慮が行きすぎたよくない例です。もちろん障害を持つ人を雇用する際には合理的な配慮をすることが大事です。体調不良のスタッフの勤務軽減をすることも重要でしょう。ですが、もう何年も体調が悪く休みがちなスタッフの勤務軽減と配慮を永遠に続けていくというのは違います。スタッフは患者ではありません。法人で給料を支払って雇用している人なので、体調を万全にしてしっかりと働いてもらわなくてはなりません。でないと、「なんでHさんだけ、受け持ち人数少ないんですか？重症部屋は看なくていいんですか？」と、一生懸命に頑張っている他のスタッフのやる気を下げることにつながるからです。まともなスタッフの優しさに甘えて「Hさんは、体調が悪くて夜勤できないけどフォローしてね」なんてことはそうそう長く続かないし、続けてはいけないのです。元教員として臆せず言わせてもらうなら、これは「えこひいき」に匹敵します。「えこひいき」とは、「成績のよい者をかわいがる」ことをいうように錯覚している人も多いですが、規律性や勤務態度に問題のある者を擁護しすぎるのも「えこひいき」に当たります。チームの輪が乱れるので、部署の管理者としては「えこひいき」をしてはいけません。部署の管理や病棟経営に大きな差がついてしまうのは、管理者のこうした認識力の高低によります。では実際に、行動変容につながるよい育成面談の例とカウンセラーもどきのよくない管理者面談の例をご紹介します。

3. 管理者教育のポイント

・A：行動変容につながる「コーチング面談」の例

　Hさん、欠勤が多くて規律性が「D」評価です。就業規則で2期連続「D」は減給です。

　休みがちなスタッフ本人には、管理職が人事評価で規律性（欠勤、遅刻早退、サボりなどがない）が低いことをしっかりと評価し、欠勤なく働くように指導して改善させていかなければなりません。

　管理者：「Hさん、欠勤が多くてこのままだと上半期は規律性が「D」評価です。就業規則で2期連続「D」は減給なので、下半期には改善が必要です。体調不良の原因を明らかにして治療し、万全の状態で出勤してください。下半期には今やっている勤務軽減（夜勤なしなど）は続けられないので、休職してしっかりと治療に専念するかなど選択していきましょう。次の面談では主治医と相談した結果を持ってきてください。その上で今後のことを決めていきましょう。1か月もあれば受診ができると思うので、今日からちょうど1か月後の〇月〇日の同じ時間に私との面談を予定しておきますね。Hさんから師長室に『面談お願いします』と来てください。それと、来週中を目安に受診の日を調整して決定したら、その時点でも報告してくれるとありがたいです。」

　Hさん：「はい。ご迷惑ばかりかけてすみません。」

　管理者：「Hさんは大切なスタッフだから迷惑なんかじゃないです。大切な部下だからこそ、私はHさんにいい評価をつけてあげたいのね。「規律性」以外の評価項目は「B」もありますよね。「規律性」の部分が総合評価を下げてるので、それがもったいないなぁと思ってるのね。ずっと体調が悪いのもしんどいだろうし、しっかりと治してもらいたい。そして「規律性」の評価を上げて、目標もしっかり達成して、Hさんが頑張っているということを組織に正当に評価されてほしい。そして、どんどんキャ

リアもアップしてもらいたいと思ってるのよ。」
　Ｈさん：「そんなに考えていただいて、本当にありがとうございます。早めに受診してみます。」

　と、こんなふうに面談していけばいいわけですが、コーチング力のない管理者はこうした面談にならずカウンセラーもどきの「グダグダ面談」になってしまいます。以下はよくある「よくない面談」の例です。

・Ｂ：行動変容につながらない「グダグダ面談」の例
　管理者がスタッフのカウンセラーもどきとなり、体調不良を悪化させる「グダグダ面談」。

　管理者：「Ｈさん、最近、体調どお？お休みが多いみたいなんだけど…。大丈夫？」
　Ｈさん：「はい。すいません。最近、やっぱり朝がだるくて起きれないこともあって。だいぶ良くなってたんですけど「パニック障害」がまた再発してしまって、この前休んだ日も出勤で電車に乗ってたんですけど息苦しくなって、途中で引き返してしまったんです。ここで無理するとまた「適応障害」とかになってしまって、さらに迷惑をかけることになると悪いと思って２日間お休みさせてもらいました。」
　管理者：「そう…大変でしたね。でも、あんまりお休みが多いと、評価のほうも悪くなるってこともあるので、気をつけてほしいんだけど…。内服とかしてるんだっけ？お薬はちゃんと飲んでるのかな…？」
　Ｈさん：「私、評価とかよりも、まずは体調管理かなって思ってて。自分が休んでるので、評価が悪くても仕方ないです。お薬は飲んでますけど同じ量だと効かなくなってきたみたいで。」

3. 管理者教育のポイント

　管理者：「まずは、身体が資本だからね。お薬の量は主治医の先生に相談して増量するかどうかですよね…。ちなみに何飲んでるんでしたっけ、お薬。」

　Hさん：「パキシルです。でも、効いてるのかどうかあまりわからなくて…。」

　管理者：「パキシル飲んでる人ってよくそう言いますよね。お薬変えてみるってのは？」

　Hさん：「変えたほうがいいんでしょうか。最近、過呼吸も出るようになってきちゃって…。」

　管理者：「変えたほうがいいかもしれないね。えっ、過呼吸もあるの？いつくらいから？」

　Hさん：「はい。過呼吸は高校生くらいからありました。」

　管理者：「困ったことがあったらいつでも相談に来てね。スタッフのみんなもHさんの体調のことを心配しているから、この際しっかりと治そう。」

　Hさん：「あの受診なんですが、私の担当のドクターが急に退職してしまって新しい先生になったんですけど、あまり合わなくて…。もしかしたら他の病院に変わるかもしれないので、少し時間がかかるかもしれないです。」

　管理者：「主治医の急な退職って、内部で何かあったのかしらね、困るよね。」

　Hさん：「そうなんです。そもそもそこのクリニック、スタッフの離職率が高くて、私が行くようになってから、もう看護師が3人も変わったんですよ。」

　管理者：「ええっ！看護師も？」

・・・・・そして、この本題から論点のズレた話題がエンドレスに続きます・・・・・

・対比：「コーチング面談」と「グダグダ面談」の差とよい点とよくない点（表6）

　スタッフ面談のつもりが、もうこれは、患者さんとのやりとりです。さらに、Bの管理者が「いろいろと大変だね。受診したらまた様子を聞かせてね。」などと締めくくってしまうと管理者ではなく、Hさん専属カウンセラーのようになっていきます。これは、スタッフ面談としては「グダグダ」です。最後にはズレもズレて単なる「雑談」になっています。私は元看護師ですが、どうも看護師は体調のことを出されるとこのような相手を養護する会話になりがちです。下手に薬の知識があったり、病気のことを知っていたりするのでこうなります。これは患者さんとの会話ならば親切でよいのですが、スタッフの面談だとすると肝心の「欠勤しない」が改善されない上に、スタッフに人事評価の目的（個人の正当な評価と成長とキャリア構築）も伝えられていないのでまったくよくありません。この管理者の面談を評価するならば「C」レベル。こうした管理者の場合、認識力とコーチングの面談力をアップしていく必要があります。

　表6に示すAの「コーチング面談」の例では、管理者がしっかりと部下の課題をフィードバックしているのと人事評価の目的の理解がなされていて、上司の願い（成長とキャリア構築）もしっかりと伝えられています。

管理者が行動変容を伴う「コーチング面談」ができるようになるために必要なこと

　グダグダ面談をしてしまう管理者は、人事評価制度は「部下の成長とキャリア構築、そしてその成果が法人の発展につながる」という本質の理解が不足しています。また管理者には目標管理についての知識と個人目標の添削力、スタッフが自ら「行動変容をする、評価を上げていくための工

夫をする」というように導くためのコーチング力が必要です。もしかすると、このＢの管理者に、法人の人事評価制度の仕組みや成り立ち、目的について教える場を設けていないのかもしれませんし、評価制度自体が形骸化しているのかもしれません。他の組織で行っている「管理者研修」に出しただけでは、概論を学習してくるだけなので、すぐに法人の発展に寄与するような管理職にはなり得ません（管理者研修の講師は大手の病院を定年退職してしばらく経ったような天下りの人が多く、その人の教えが民間病院の課題解決には参考にならないことが多々あります）。集合研修に行かせたとしても、あらためて「法人の理念を体現する管理者」として、法人内で「再教育」をする場が必要なのです。法人の理念と経営目標、そして地域の課題、それぞれが違い、そこから下りてくる法人目標も異なるので、当然と言えば当然のことです。また、一般企業と違い、医療職は帰属意識が低く、管理職になるまでは「この組織にずっといるかどうかはわからない」という人たちがほとんどです。私は各法人で管理職に昇格した人たちの研修をやっていますが、特に管理職を目指してきたわけではなく、「結果的にちょっと長く働いていたら管理職をやってくれないかって言われて、仕方なく引き受けました」と言う人が大半です。ですから、「当法人の管理職のあり方」など、動機づけも含めて「本当の管理職」にしていく必要があるのです。また、専門職としての仕事の仕方や患者さんに対する「あり方」はよくても、スタッフに厳しすぎて近づきがたい「パワハラ気味の人」、上記のグダグダ面談の管理者のように管理職の役割をしっかり理解しておらず「論点がズレてしまう人」やスタッフのカウンセラーもどきとなり、「問題行動を改善できない人」には、「ほめ方・ハラスメントにならない叱り方」「動機づけ理論」や「部下のケースごとの指導案の作成」、「面談のトレーニング」などの「実践的なコーチングスキルの習得」が必須です。

表6 「コーチング面談」と「グダグダ面談」の対比

Aのコーチング面談	よい点
Hさん、欠勤が多くてこのままだと上半期は規律性が「D」評価です。就業規則で2期連続「D」は減給なので、下半期には改善が必要です。体調不良の原因を明らかにして治療し、万全の状態で出勤してください。	評価を伝え、具体的に改善を求めている
下半期には今やっている勤務軽減（夜勤なしなど）は続けられないので、休職してしっかりと治療に専念するかなど選択していきましょう。	管理者の配慮の限界を示している 意志決定の支援
次の面談では主治医と相談した結果を持ってきてください。その上で今後のことを決めていきましょう。1か月もあれば受診ができると思うので	明確に期限とすべき行動を示している
Hさんは<u>大切なスタッフだから迷惑なんかじゃないです。</u>大切な部下だからこそ、私はHさんにいい評価をつけてあげたいのね。	下線部は「否定文の否定」で重要
「規律性」以外の評価項目は「B」もありますよね。「規律性」の部分が総合評価を下げてるので、それがもったいないなぁと思ってるのね。ずっと体調が悪いのもしんどいだろうし、しっかりと治してもらいたい。	上司からの期待と改善点を伝えている
そして「規律性」の評価を上げて、目標もしっかり達成して、Hさんが頑張っているということを組織に正当に評価されてほしい。そして、どんどんキャリアもアップしてもらいたいと思ってるのよ。	上司の願いとキャリア構築の促し

3. 管理者教育のポイント

Bのグダグダ面談	よくない点
Hさん、最近、体調どお？お休みが多いみたいなんだけど…。大丈夫？	体調どお？はオープンすぎる質問。範囲が広がり評価のことを伝えにくい
そう…。大変でしたね。でも、あんまりお休みが多いと、評価のほうも悪くなるってこともあるので、気をつけてほしいんだけど…。	評価をしっかり伝えていないので改善しにくい「でも」でつなぐとねぎらいの言葉は帳消しになる
内服とかしてるんだっけ？お薬はちゃんと飲んでるのかな…？	スタッフを患者化している
まずは、身体が資本だからね。お薬の量は主治医の先生に相談して増量するかどうかですよね…。ちなみに何飲んでるんでしたっけ、お薬。	評価から体調管理への論点のズレ
パキシル飲んでる人ってよくそう言いますよね。お薬変えてみるってのは？	育成面談から内服管理の話へ論点がズレている
変えたほうがいいかもしれないね。えっ、過呼吸もあるの？いつくらいから？	管理者の親化と個人的関心による質問 主治医に任せる
いろいろと大変だね。受診したらまた様子を聞かせてね。	この声掛けでは「受診した結果と体調」についての回答になるだけ

表6つづき

Aのコーチング面談	よい点
今日からちょうど1か月後の〇月〇日の同じ時間に私との面談を予定しておきますね。	次回面談の設定
Hさんから師長室に「面談お願いします」と来てください。	Hさんがとる行動を示している
来週中を目安に受診の日を調整して決定したら、その時点でも報告してくれるとありがたいです。	部下の報告すべき内容を伝えている
	役割定義の確認にもなり、管理者の負担は増えない

3. 管理者教育のポイント

Bのグダグダ面談	よくない点
困ったことがあったらいつでも相談に来てね。	面談の期日を決定していないので、管理者が気にして声をかけることになる
スタッフのみんなもHさんの体調のことを心配しているから、この際しっかりと治そう。	管理者の業務負担が増す

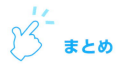 **まとめ**

部下の行動変容を伴う「コーチング面談」ができる管理者にするため必要なこと
- 「部下の成長とキャリア構築、そしてその成果が法人の発展につながる」という人事評価制度の本質を理解させる
- 目標管理についての知識と個人目標の添削力をつけさせる
- スタッフが自ら「行動変容をする、評価を上げていくための工夫をする」ように導くためのコーチング力を習得させる
- 「法人の理念を体現する管理者」に育てるため、法人内での「管理職研修」を行う（外部研修に出しただけではNG）
- 「ほめ方・ハラスメントにならない叱り方」「動機づけ理論」などの指導スキルをつけさせる
- 「部下のケースごとの指導案の作成」、「面談のトレーニング」などの面接に必要な「実践的なコーチングスキル」を習得させる

4.「ぬるま湯」診断のススメ

『本当は熱い看護師』を水風呂スタッフが辞めさせてしまう、その前に

「熱湯」ゾーンの看護師はすぐ辞め、「水風呂」スタッフは給料分の仕事しかしない

質の高い「熱い看護師」は文字通り『熱い』（体温が高い）人

　ここで言う熱い看護師とは、「いい看護をしよう、医療の質を高めよう」と頑張る人で、リフレッシュ休暇も学会で消化するような勉強熱心な人のことです。私もかつて看護師でしたが、いつも「患者さんのこと」を第一に考える仏様のような先輩が何人かいてリスペクトしていました。今でも教育支援先でこのような肝入の「熱い看護師さん」に出会い、エネルギーをもらっています。高橋伸夫氏の研究によれば、倫理観が高く、現状に甘えずに「もっとやらなきゃ」と思う「熱い人」（高橋氏の例えでは体温の高い人）は、所属する組織の現状を「ぬるま湯」と感じるものだというのです。「ぬるま湯」と感じるということ自体は「現状を打破しようとする動機が高い」ということで、よい意味なのだそうです。

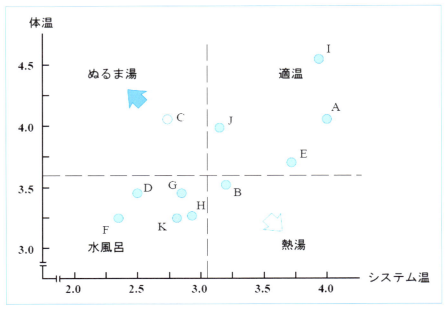

図4　湯かげん図（1987年調査；破線は平均値）
（高橋伸夫：赤門マネジメント・レビュー 2003；2（6）：247-278より）

　図4は高橋伸夫氏の「ぬるま湯的体質の研究が出来るまで」という論文の湯かげん図というものです。高橋氏は組織の風土と個人の仕事への充実感を11問のアンケート調査の結果から「湯かげん図」（お風呂に入ったときの肌感覚）として説明しています。高橋氏は、仕事に燃えて現状を打破し、業務改善していこうとする気持ちの強い「熱い人」とは「体温が高い人」のことで、図の縦軸では上のほうに位置するとしています。体温の高い人（「熱い人」）にとってはそれに見合った組織の温度（システム温）がないと、風呂の湯は「ぬるく」感じる。逆に体温が低い人（仕事に燃えておらず給料分しか働きたくないという冷たい人）が組織の温度も低い（組織の変化が少ない）風呂に浸かっていることを水風呂（F点）。体

4.「ぬるま湯」診断のススメ

温が低い人が組織温度（異動や昇進や新規プロジェクトが多く、新人、中途採用もバンバン入ってくるなど変化性向の大きい状態）が高い風呂に入っているのを「熱湯」（B点）。人の体温と組織の温度のどちらもが高いときは「適温」（I点）と表現しています。

　高橋氏によると、「水風呂」ゾーンにいる看護師は仕事をせず、「熱湯」ゾーンにいる看護師はすぐに辞め、「適温」にいるスタッフはよい仕事をする（人も組織も変化性向が大きく、一体となって変化することを指向したゾーン）。そして熱い（体温が高い）看護師は、仕事に燃えているため、組織を「ぬるま湯」と感じてしまう。なのでこの場合は、組織温度を上げることが必要。つまり、「ぬるま湯ゾーン」に位置する「熱き看護師」の働きがいを作るには、組織の変化性向を高めることが重要だとしています。組織の変化性向を高めるとは、組織風土の改善や改革、新規プロジェクトの導入やチャレンジなど、これまでになかったことをやっていくなどの取り組みのことを指します。実に興味深い研究です。

【参考文献】
　高橋伸夫：ぬるま湯的体質の研究が出来るまで－叩かれることで目覚める－. 赤門マネジメント・レビュー 2003；2（6）：247-278
特定非営利活動法人グローバルビジネスリサーチセンター：赤門マネジメント・レビュー（AMR）．http://www.gbrc.jp/journal/amr/AMR2-6.html（2014年7月19日アクセス）

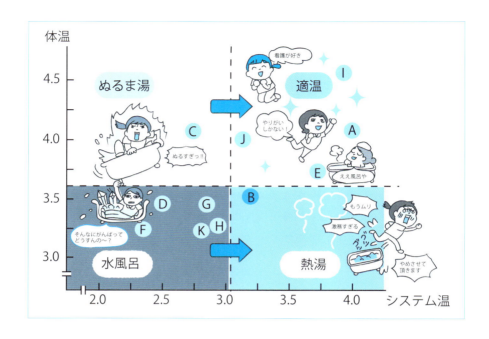

「熱き看護師」の「よい考え」を「水風呂スタッフ」がつぶして退職に追いやる

　感染委員会に所属する熱い看護師が「最新の感染対策を取り入れよう」と言ったり、業務改善に燃えている看護師が「接遇改善のアンケートを取ろう」と言ったりすることを、水風呂に位置する冷たいスタッフは正直「うざい」と感じます。水風呂スタッフは何も変えたくないので「今まで通り」を主張します。「これまでだってこのやり方で感染は起きてない。なんで変えなきゃなんないの？」「アンケートなんて提案してる人が勝手に取ればいいでしょ」が、水風呂スタッフの本音です。こうした水風呂スタッフ率が高い病棟では、「こんな忙しいのに何言ってんの」と、一瞬で「熱き看護師」の意見は叩きつぶされます。そして「熱き看護師」は、「本

当の看護」ができそうな病院を求めて去っていく。こうして「いい人が辞めていく現象」は起こります。やはりここで、「忙しいけど患者さんのためにやろうよ」と、管理職が組織の温度を上げる（変化を起こす）リーダーシップを発揮することが重要です。

　すると、組織の温度を上げる（改善する、アンケートを取る）と「熱い看護師」は満足し（適温に感じる）、さらにバリバリ仕事をしてよい組織となります。正直、様々な改善をはじめると、変化を嫌がる水風呂スタッフは最初のうちは辞めていきます。しかし水風呂スタッフが怖くて前に出られなかった「ホントは熱い看護師」が、やりがいを感じて個性を発揮し定着するので、次第によい組織になっていきます。水風呂スタッフの主張を養護し、変化を起こさないでいると、水風呂スタッフ率はどんどん上昇します。「出ると寒い」からと、ぬるい風呂に長くつかっていると、どうなるでしょうか。確実に風呂の湯の温度は下がり、入っている人の体温が奪われ、冷たくなっていきますね。追いだきせずにほったらかしておくと、いつしかお風呂は水風呂になってしまいます。組織にも同様のことが起こるのです。「どうせ言っても変わらないから」と、熱き看護師は意見を言うことを諦め、いつしか自分も給料分の仕事しかしない冷たい人になっていきます。水風呂スタッフの作った組織風土で生き残るには、自分も冷たくなるしかないからなのです。

体温とシステム温はどう測るのか

　表7は高橋氏の作成した質問文です。システム温を問う質問は「チャレンジする風土があるかどうか」「高い業績を上げたものが昇進するような変化があるかどうか」「個性を発揮するより組織風土に染まることを求

表7　ぬるま湯診断 11 の質問

ぬるま湯	職場の雰囲気をぬるま湯だと感じることがあります
システム温	仕事上の個人の業績、貢献の高い人は、昇進、昇格あるいは昇給などを確実に果たしています
システム温	失敗をしながらでも業績を上げていくよりは、失敗をしないで過ごしたほうが評価されると思います
システム温	新しい仕事にチャレンジしていこうという雰囲気があります
システム温	個性を発揮するよりも、組織風土に染まることを求められます
システム温	目標達成に向けて競争的雰囲気があります
体温	自分の仕事については、人並みの仕事のやり方では満足せずに、常に問題意識をもって取り組み、改善するように心がけています
体温	従来のやり方・先例にこだわらずに仕事をしています
体温	必要な仕事はセクションにとらわれずに積極的に行っています
体温	自分の実力は他の会社でも十分通用すると思います
体温	上司がこうだと言えば、自分に反対意見があっても素直に従います

（高橋伸夫：赤門マネジメント・レビュー 2003；2（6）：247-278 より）

められるかどうか」などで組織の変化性向（図4 横軸）を測ります。「問題意識をもって改善をしているか」「従来のやり方・前例にとらわれない仕事をしているか」など「どのくらい仕事に燃え改善しながら進んでいるか」の質問は体温（図4 縦軸）を測っています。私は顧問先で、この質問をもとに各部署でアンケート調査を実施して組織風土の改善に活かしています（アンケートは携帯電話で聴取でき無料。診断をしてみたい方は info@tn-succ.biz まで）。

「ぬるま湯診断」
申し込み
QRコード

4.「ぬるま湯」診断のススメ

　アンケート結果をもとに「4階病棟は仕事が大変で辞めたいと思っている（熱湯と感じている）人が5人ですぐに対処が必要。2階病棟はスタッフが忙しい、忙しいと言うわりに「ぬるま湯」だと感じている人が7人いる。なのでこの病棟に看護研究などの負荷をかけても大丈夫ですね」というふうに、具体的に各部署の管理者にフィードバックしています。経営学の専門家の高橋氏のこの研究は精度が高く、これまで組織の現状を把握し改善するのにとても役に立ちました。

　自分の組織が「熱湯」なのか「水風呂」なのか、はたまた「適温」か「ぬるま湯」なのかを知り、改善に活かしたい方はぜひ、各部署ごとで診断をしてみてください。

【参考文献】

　高橋伸夫：ぬるま湯的体質の研究が出来るまで―叩かれることで目覚める―. 赤門マネジメント・レビュー 2003；2（6）：247-278

特定非営利活動法人グローバルビジネスリサーチセンター：赤門マネジメント・レビュー（AMR）．http://www.gbrc.jp/journal/amr/AMR2-6.html（2014年7月19日アクセス）

自組織は「ぬるま湯だ」と答えたケアワーカーの「熱き思い」

　ある組織で聴取したアンケートでは、病棟のケアワーカーが「ぬるま湯」ゾーンにいるという結果が出ました。看護助手の業務もこなすケアワーカーの仕事はとても忙しいはずなのに、なぜ結果が「ぬるま湯」なのか、私は不思議に思いました。早速、ケアワーカーと面談し思っていることを聴くと、レクリエーションが少ないこの組織の仕事はワーカーにとっ

ては「ぬるい」。本当はもっとレクリエーションをやらないといい介護とは言えない。看護助手業務（経管栄養の栄養剤の準備や点滴や吸引の準備等）は本当のワーカーの仕事じゃない。看護助手なんて呼ばれたくない。我々は「ケアワーカーなんだ」というのです。感動しました。この答えでこの組織のケアワーカーは患者や利用者のQOL（生活の質）を高めようとする「熱き人々」なのだということがわかりました。レクリエーションの実施は準備から開催までかなりの労力を要します。他の高齢者施設で「大変だ、大変だ」と言いながらレクリエーションをやっている職員を見ていた私は、レクリエーションをやってあげたいと思っているような質の高いワーカーが存在するなんて思ってもみなかったので、正直、びっくりしました。そして、自分の先入観を手放し、すぐに私は理事長にレクリエーションを増やすことを提案してみました。

採用プロジェクトチームが燃えた「ゲリラ・ライブ」

　ケアワーカーのひとりに「院内で『コンサート』を開催するのが夢なんです」と言う人がいたので、「開催を止めていることは何でしょうか？」と聞いてみました（二重の輪のコーチング※1の質問方法）。すると「患者さんが喜ぶのでコンサートは開催したい。でも、そのためにベッドから患者さんを起こして車いすに移乗させるだけの「手」がない。人手が足りないので、残念ながらレクリエーションを嫌がる職員がいる。レクリエーションが負担となってこれ以上、人が辞めてしまうと勤務が回せない。だから、やりたくてもできないんです」と、本音を話してくれました。また、コンサートをやってくれる演者の方々への接待（案内したりお茶を出すなど）でさえも、人員不足のために負担と感じてしまうとのことでし

4.「ぬるま湯」診断のススメ

た。そこで私は、アマチュアバンドによる「ゲリラ・ライブ」の開催を提案しました。演者は私の知り合いを紹介することにし、食事のため患者が車いすに座ってホールに集まっているときに開催。演者の接待も機材の準備も何もなし。コンサートのために利用者をあらためて起こすのではなく「起きているときに勝手に演者がくるゲリラ・ライブ」。開催する側の負担はまったくありません。これは現場のワーカーにも大変喜ばれました。この後、この組織では「週に一度の音楽レクリエーションは当たり前」というふうに、ガラッと風土が変わりました。1年後に聴取したアンケートでは自分の組織は「ぬるま湯」だと答えるケアワーカーは減り「適温」が増えました。しかし、元々体温が高くないワーカー（水風呂に位置する者）にとっては、レクリエーションが増えるのは迷惑で湯音が上がった（仕事が増えた）と感じ、退職していきました。

[※1] 二重の輪のコーチング：「～したいのに～できない」「～したくないのに～してしまう」もしくは、長年やりたいと思いながら挑戦していない、できていないことを聴き、達成させる上級スキル

採用プロジェクトを立ち上げ、レクリエーションの様子を発信し、直接応募を増やす

　組織に変化を起こすと、最初のうちは「水風呂スタッフ」は辞めていくので、離職率は上がります。しかし、「本当のケアを提供したいという質の高い職員のやりがい」は当然ながら上がります（NPS[※2]の向上）。また、これらレクリエーションの取り組みなどをSNS等で発信し続けていけば「レクリエーションをやって利用者の満足度を高めたい」という人々が集まり、結果的にホームページからの直接応募が増えてきます。こうした発信にひかれるのは「人の役に立ちたい」という労働価値観を持ってい

る人々なので、どんどん組織のケアの質も上がっていきます。ぜひ、採用プロジェクトなどを立ち上げてしっかりと予算を組み、SNSやブログなどで取り組みの発信を続けていってほしいと思います。プロジェクトに予算をつけることをためらう経営者の方が意外と多いですが、採用がうまくいっているところは抜け目なく広報に投資しています。SNSは職員の自発性に任せているからと、勤務時間外に発信をさせる組織もありますが、人に依存したやり方ではその職員が退職したらすべて止まってしまいます。やはり仕組みにしていくことが得策でしょう。介護人員はどこも不足していて、紹介手数料は80〜100万と跳ね上がっています。ホームページの更新をこまめに行えばこのくらいの経費はすぐに飛んでいってしまいます。採用プロジェクトに先行投資して無料のSNSを更新させれば、職員はやりがいを感じながら仕事ができる上に、10倍の貢献金額をはじき出すことも夢ではありません。これは私が指導したプロジェクトチームで実証済みです。

　まずは、「ぬるま湯」診断を実施し、職員の本音を引き出し、どのような方向に改善が必要なのかをひも解いていただければと思います。

※[2]NPS：簡易満足度調査

補足：プロジェクト指導の実績はこちらでご確認ください。
　■ 奥山美奈「組織活性化プロジェクトチームの作り方とその成果」林　謙治・編著「ポストコロナの保健医療体制を考える」（ロギカ書房 2022）
　■ 奥山美奈・著「医療者のための共育コーチング―心を動かしチームを動かす」第4章　自分も燃えてチームも燃やす（日本看護協会出版会 2019）

5. 採用したい看護師
やったことがない仕事でも「まずはやってみよう！」と取り組むリーダー性を持つ人

　ここでは「採用したい看護師」の要素について考えてみたいと思います。医療法人財団　中島記念会（以下法人）の人事評価立ち上げプロジェクトメンバーは、看護部長を筆頭に各病棟の師長と主任、支援部長、事務長、事務次長と組織横断的に選ばれています。戸金理事長の掲げる『和みの医療』の実践のため、現場の声を拾い、プロジェクトメンバーが一から丁寧に人事評価制度を立ち上げました。お蔭様で、よく見かける代り映えのない評価制度の項目ではなく、今の「法人にピッタリの人事評価制度」ができあがりました。しかし、立ち上げる過程では実に様々な意見が出たものでした。「"和み"を行動で評価するって、いったいどんな項目にすればいいの？」「そもそも患者さんは、うちの病院に来て和んでるの？ご家族は？」「サービス提供しているスタッフは？」などなど。そこで、それらの疑問を解決すべく、NPS（簡易満足度調査）で職員満足度調査をしてみようということになりました。すると、「どうせアンケート調査するなら一緒に"ぬるま湯診断"もしてみようか」「これまで評価らしいことをしてこなかったから、いきなり上司にだけ評価されるっていうのは反発されるんじゃない？上司の側も360度評価とかしたほうがいいのかな…。でもそんなの怖いよね」というように様々な声が上がったのです。「360度評価がハードル高いなら、リーダーシップ診断はどうですか？」

と私が提案すると「それならいいかも」ということで、人事評価制度を立ち上げるための準備として、「患者満足度調査（紙ベースで外来患者さんを対象に調査）とNPSとぬるま湯診断、上司の立場にいる人に向けたリーダーシップ診断」をアンケートで調査することにしました（ぬるま湯診断は前項をご参照ください）。大抵の病院の管理職は部下から自分の評価を受けることに激しい拒絶反応を示します。なので、これはすごいことです。NPSとは顧客推奨度とか簡易満足度調査と呼ばれるもので、自社のサービスや商品をどのくらい大切な人に勧めるかを0から10で数値化してもらうものです。近年はJTBやAmazonフレッシュでもこのスタイルで顧客にアンケート調査をしています（私はどちらも顧客なので、このアンケートがよくメールで届きます）。NPSは8から10がそのサービスや商品の大ファン（他の人に最も勧める）で推奨者、7以下は中立という少々辛口の評価基準を持ちます。私は教育支援先によく「あなたの大切な人へ、自分の病院や組織への受診や入居、サービスの提供をどの程度勧めますか」という問いに、0から10で答えてもらうというNPSのアンケート調査を勧めていますが、7以下どころか1から2という所も多いので愕然とします。組織に給料をもらって働いていながらひどすぎると思いますが、現実的にはそのくらいの数値が多いです。その結果をそのまま包み隠さず報告すると理事長、院長は大きなショックを受けてしまうことがあるので、その際は改善点も一緒にお伝えするようにしています。自組織への受診や入居、サービスの提供を「勧めない理由は？」とダイレクトに聞くと「組織の悪口ばかり」になることが多いので、勧めない理由ではなくて、「何があれば勧められますか？」というようにアンケートの質問は肯定的な文言にします。すると、自分の働いている病院は「外来の診察終了時間が早くて、会社で仕事している人は受診できない。もっと遅くまで診療するなら勧められる」「病院が駅から遠くて家族が同行しないと受診で

5. 採用したい看護師

きない」などの回答が得られます。これらは現場でスタッフが患者さんやご家族から直に言われていることで、日々「申し訳ないな」と思っていることでもあります。とはいえ、診療時間の変更は働き方改革が叫ばれる世の中ではスタッフの調整を含め、変更が難しい面も多々あります。しかし、それが地域のニーズなら中長期戦略で見直していく必要があるでしょう。こんなふうに「何があれば自組織に受診、入居することを勧められますか？」の問いへの回答は、すなわち組織の根本的な改善点であったりします。次に聴取を勧めているのは「あなたの大切な人に自分の病院や組織で一緒に働こう」と、どのくらい誘えるかというものと、その「勧めたい理由」です。勧めたくないと答えた人には「何があれば勧められるか」を聴取します。この問いへの答えは、すなわち労働条件を含めた働く側から見た「改善点」となります。

では少し、法人のアンケート結果を見てみましょう（アンケートはGoogleフォームを活用し、全職員を対象に行っています）（図5）。「一緒に働こうと誘える理由」は表8のようなもので、20年、30年と勤続年数の長い職員が多い法人ならではの回答でした。

これには当初、職員満足度調査に前向きでなかったプロジェクトメン

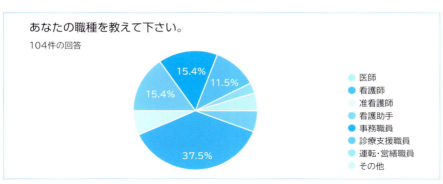

図5　法人の職種内訳

表8　法人で一緒に働こうと誘える理由

誘えると回答した方にお聞きします。どのような点において勧められますか。
具体的にお願いします（誘えないと回答した方はなしと記入してください）。
104件の回答

給料水準が高い点

福利厚生がしっかりしていて、病院附属で働きやすいところ

比較的穏やかに働けるから

風通しがよく、相談したいことなど上司に相談できる環境がある

個人の希望をある程度は取り入れてくれる

アットホームである点

やりがいを感じるところ

定時で終わる部署が多い

小さな子どもがいても働きやすい環境

表9　法人で一緒に働こうと誘えない人が思う改善点

誘えないと回答した方にお聞きします。何が改善されれば誘えますか。
具体的にお願いします（誘えると回答した方はなしと記入してください）。
104件の回答

患者・家族、職員を思いやることができる職場風土

機器の古さ、病院内の清潔さ

自己利益の考えが改善されればよいと思う

個人的にはよい人たちだが、仕事の仲間となると協力的とは言えない、感じない
他職種との仕事内容の振り分けに違和感を覚える

上司との関係、医師との関係

バーも満足した様子でした。しかし気になるのは、「このままでは一緒に働こうと誘えない」と思っている人の記述です（表9）。

　このアンケートは無記名なので様々な意見が出ましたが、これらはいわゆる組織の「改善点」。中には耳の痛い回答もありますが、これらの声に向き合い、真摯に受け止め、改善に向けての一歩を踏み出すことが大切

で、実は職員はその姿勢こそを見ているということがあります。職員満足度調査等は、始めるときが１番、抵抗が激しいので調査する側もされる側もそれはそれは大変です。職員の信頼が失われている組織では「何があれば誘えますか」の記述式の問いに「書くだけムダ。ここは絶対に変わらない」なんていう回答をわざわざ書く人もいます（「書くだけムダ」は書くんかい　笑）。しかし、この記述もまだ「なんとか変えてほしい」という願いが、キツイ言葉の根底にある気がします。職員が本当に改善をあきらめた組織（調査した１年後にM&Aとなった病院）で行った職員満足度調査アンケートは、ほとんどの職員がほぼ白紙で提出してきました。文字通り「書くだけムダ」という意味だったのでしょう。そんな経験もあり、辛口コメントでも何でも書いてくれるのは「まだありがたい」ことだと、受け止めることもできるのではないかと私は思います。戸金理事長はこのアンケート結果の報告を受け「上司との関係、医師との関係」という部分に着目し、すぐに「ハラスメント予防研修」を開催するように富井看護部長に指示を出しました。２か月後、ハラスメント予防研修を同院顧問弁護士と私とで開催するに至りました。

　大抵の組織ではこうした研修に医師が参加することは少ないですが、同院はハラスメント予防に力を入れていくという戸金理事長、伊藤院長の強い意思で医師にも全員参加を呼びかけてくださいました。

　そして何より、研修前の職員満足度調査と幹部のリーダーシップ診断の実施を決断した富井看護部長、人事評価プロジェクトメンバーのリーダーシップは「採用したい看護師」のモデルであると思います。誰しも「前例がないこと」には抵抗を感じます。ましてや自分たち（師長、主任）が部下から評価されるなんて嬉しいはずがありません。しかし、「ハラスメント予防研修」の前にまずは、自分たちは「ハラスメント」と無縁だと言い切れるのか、リーダーシップは発揮できているのか、そもそも職員は法人

に満足して働いているのかどうかを知らなくてはと、勇気を振り絞り、調査に踏み切ったという経緯がありました。素晴らしいことだと思います。

リーダーシップ診断には三隅二不二さんの PM 理論（図6）を用いました。

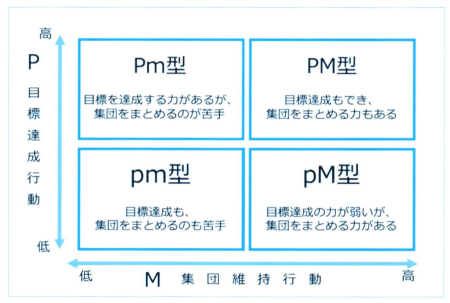

図6　リーダーシップ診断
（三隅二不二：リーダーシップの科学：指導力の科学的診断法。講談社 BLUE BACKS 1986 より）

リーダーが部下にどのくらい仕事をさせているか、目標を達成させているかを縦軸のパフォーマンス（P）で表し、集団をどのくらいまとめているかのメンテナンス（M）を横軸で示すものが PM 理論です。プロジェクトメンバーそれぞれは師長、主任の立場ですが、自分の部下に自分につ

5. 採用したい看護師

いての評価を行ってもらい、散布図で自分がどこに位置するのかを明らかにしてもらったのです。結果はｐＭ型が多くＰｍ型が２人というものでした。結果が出るまでメンバーは気が気でなかったとは思いますが、結果と向き合い自身のリーダーシップに関して課題を見つけ、改善に向けて潔く歩みを始めました。人事評価制度を０から作り上げ、２年の歳月をかけて部下の面談のトレーニングを重ねました。弊社の面談のトレーニングは、問題行動のある部下の事例を読み、指導案を書き、それをもとに模擬患者ならぬ模擬部下に向けて育成面談をするというものです。しかも、その面談の様子は録画されます。その録画された映像をメンバーとともに見て「どこがよかったか」「課題はどこか」と振り返り、さらなる面談力の向上を目指します。これはコーチングの"２点分離"というテクニックで回数を重ねる度に自分を客観視できるようになるので、指導力がメキメキと上がります。法人内の大森山王病院の皆さんの面談力は、すでにベテランの域に達しています。人事評価制度を軌道に乗せたプロジェクトメンバーの次のミッションは「採用率の向上」で、地域に住む「潜在看護師」の発掘に向けて「看護技術の体験会」を企画しました（図7）。採血や吸引などの技術に不安を訴える潜在看護師に「私の腕、貸してあげるわよ！採血なんてカン取り戻したらすぐよ。大丈夫。すぐ復帰できる」と、勇気づける富井看護部長。実は彼女が人事評価制度構築の立役者でもあります。当初は「私たちに評価制度なんてホントに作れるんでしょうか」と不安がるメンバーを牽引し、見事に職員全員の人事評価制度をマクロ化で仕上げました。その仕組みは、職員は自分にあてがわれたパスワードを入力すると自分の評価をいつでも確認でき、上司の育成指導もタイムリーに受け取ることができるというもの。離れていてもパソコン上で上司といつでもコミュニケーションが取れる。ITを使うことで法人はICT (Information and Communication Technology) 化に歩み出したので

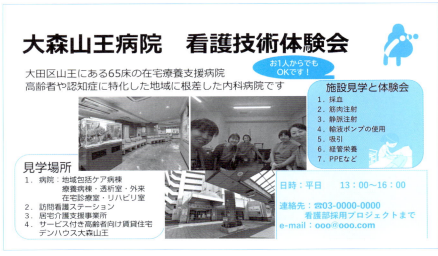

図7　大森山王病院の看護技術体験会

す。ITは「Information Technology」(情報技術)のことですが、ICTはその中にCのCommunicationが入っています。ITの活用で忙しい現場でも、なんとかコミュニケーションを活性化してほしい。そんな願いが込められています。プロジェクトメンバーの小川支援部長はパソコンが苦手という職員向けに「IT教室」を開講し、人事評価制度のマクロ化に向けてサポートしてくれています。

　しかし、現状はパソコン入力ができないという職員も存在するために、初年度の人事評価は手書きでのスタートとしました。何が何でも道具を使わせるということではなく、現状に合わせて柔軟にやり方を変えることができるプロジェクトメンバー。素晴らしいと思います。できない理由ではなく「まず、どうやったらできるのかを考えようよ」、そして「やったことないかもしれないけど、まずはやってみましょうよ！責任は私がとるから」と、頼もしい富井部長のリーダーシップ。熱いです。そしてなんとか

その部長のリーダーシップについて行こうとするプロジェクトメンバー。採用したい看護師代表のような富井部長、そしてチームメンバーの鈴木師長、小林師長、外山師長、奥村師長、安元主任。支援部の小川部長、事務部門の堂園事務次長、居宅支援事業所の中山主任、そして訪問看護ステーションの沼田所長。プロジェクトは単なるグループから少数精鋭で偉業を成し遂げる「チーム」へと、ここ数年で昇格したと感じています。

　最後に私が「チームコーチング」で活用している「チーム」の診断表をご紹介します。病院や組織には様々な委員会にプロジェクト、ワーキンググループがあります。それらの「グループ」は「チーム」になっていますか？「チーム」の現状を知りたいときに活用してくださればと思います（表10、図8）。

表10 「チーム」の5つの機能不全診断表

直感で回答してください
3：いつもそうである　2：ときどきそうである　1：ほとんどそうではない

回答 (点数)	番号	項目
	1	チームのメンバーは議論をするときに情熱があり、互いに警戒しない
	2	チームのメンバーが互いの欠点や非生産的な態度を指摘する
	3	チームのメンバーが同僚がどんな仕事をしているか、チーム全体にどのように貢献しているかを知っている
	4	チームのメンバーは不適切、またはチームにダメージを与える可能性のある発言をしたり、行動をとったりしたときに、すぐに心から謝罪し合う
	5	チームのメンバーは、チームのために進んで自分の部門や専門分野を犠牲にする（予算、担当業務、人員など）
	6	チームのメンバーは、自分の弱みや間違いを堂々と認める
	7	チームの会議がおもしろく退屈しない
	8	会議の途中で意見が合わなくても、最後に決定したことを同僚が責任をもって実行するという確信をチームのメンバーが持っている
	9	チームの目標を達成できないと、士気にかなりの影響がある
	10	チームの会議中に、最も重要で難しい問題が議題にのぼり、解決される
	11	チームのメンバーが、同僚の期待に添えないことを真剣に心配する
	12	チームのメンバーが、互いの私生活について知っていて、気にせず私生活の話ができる
	13	チームのメンバーで議論したとき、明確かつ具体的な決議や行動案が示される
	14	チームのメンバーが互いの計画や手法に反論する
	15	チームのメンバーが、自分の貢献に対する評価は求めず、他の人の貢献は進んで評価する

（パトリック・レンシオーニ・著，伊豆原弓・訳：あなたのチームは機能してますか？ 翔泳社 2003より）

5. 採用したい看護師

左の表の番号の回答（点数）を入れ、採点してください

診断結果	診断テストのスコアを次の該当する番号欄に記入する					
信頼の欠如	4		6		12	合計
衝突への恐怖	1		7		10	合計
責任感の不足	3		8		13	合計
説明責任の回避	2		11		14	合計
結果への無関心	5		9		15	合計

8～9点…チームに機能不全は現れていないと考えられる
6～7点…チームに機能不全が問題になる可能性がある
3～5点…チームの機能不全に対処する必要があると考えられる

スコアが何点でも、どのようなチームでも、絶えず努力が必要。
努力しなければ最高のチームでも機能不全に傾いていきます。

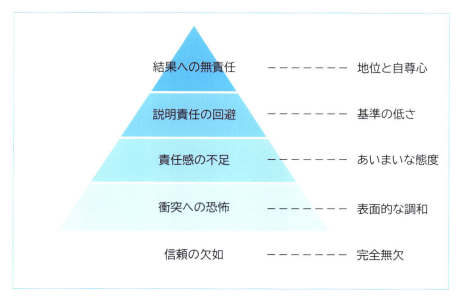

図8 チームを機能不全に陥れる5つの要因
下にあるほどよく起こる問題で、上にいくほど深刻な問題になっていく。

第2章

中村 秀敏
真鶴会小倉第一病院
理事長・院長

奥山 美奈
TNサクセスコーチング（株）
代表取締役・教育コンサルタント

20年間人材紹介会社を使わない マグネットホスピタルの秘密

奥山 本日は小倉第一病院 理事長・院長の中村秀敏先生と対談させていただきます。中村先生、どうぞよろしくお願いします。

　最近、コロナ関連の仕事で月に100万円とか稼いできたパート看護師たちが、いよいよワクチン接種やコールセンター、残務処理のアルバイトがなくなり「やばい！常勤を探さなくっちゃ」と焦って、弊社にもそういう看護師の登録がたくさんあります。あ、私の会社は細々とですが、人材紹介と派遣もやっているので…。

中村 月収100万ですか！？すごいですねー。なるほど、いわゆるコロナワクチンなどのバイトを駆け持ちして働いていた人たちですね。

奥山 そうなんです。私はそうした人たちをコロナバブル看護師と呼んでいます。皆さん、税金や保険料の徴収がこんなに来ると思わなかったと言って、カードで借金し、税金を払ったりしています。そして、いよいよ就職先がなくて困っているんです。常勤はイヤだし稼げればいいやと時給がいいコロナバイトに逃げてたけど、今、常勤で雇ってくれるところがないという現実と向き合って、目先の利益だけで動いてしまったことを反省

しているようです。

中村 すごいですね。知りませんでした。そんなことになってるんですね…。でも、どうやって100万円なんて稼げちゃうんですか？

奥山 8時半から16時半、ワクチン接種の会場でアルバイトをして35,000円ほど稼ぎ、その足でコロナのホテル療養患者を看る1泊45,000円のアルバイトに入ります（仮眠あり）。そして翌朝また接種会場に行き、終わればホテル療養バイトへと向かう。勤務インターバルをとらずにずっと働く。すると1日80,000円ほどになるので、それを10回やっても800,000円ですもんね。こんなふうにして働いていたようです。

中村 えええっ！すごい働き方ですね、それって。

奥山 そうなんですよ。経営者の方々はお金のためだけに働く看護師に関わらないようにして欲しい（言い方はよくないですが…）と思って、今回この新刊を出すことにしたんです。経営者の方々が採用問題で悩んでしまうと、ご自身が本来やりたい医療や介護に注力できなくなってしまうので本当にもったいないと思います。
　中村先生の病院は紹介会社を使わずに20年以上、看護師の直接雇用をされているので、このような人たちとは無縁ですよね。先生の病院は年々、採用の質が上がっているので、そもそも入れてもらえないと思いますが…。昨年、就職された森園さんに雑誌でインタビューさせてもらいましたが、彼はホテルマンみたいな接遇でさわやかで本当に素敵です。他のスタッフもそうですが、接遇もユーモアもあって、もうホントに素晴らしいスタッフばかりが入職していらっしゃると思います。また、中村先生は

ご自身で採用面談もされていますが、ご経験の中からこの人を採用してよかった、例えば急な仕事を振ったときに思いのほかパフォーマンスの高い仕事をしてくれたなど、また採用した人たちを育てるためにどういう研修や教育をして今に至るか、ということを教えていただけたらと思います。

中村　はい、ありがとうございます。できるだけお役に立てるように頑張ります。

奥山　笑顔がいい、明るい、機転が利く、サービス精神があるなど、いろいろと出てくると思います。今まで採用された中で、この人はよかったなという人を思い浮かべていただいて、その要素を分析していただくと、どのような感じでしょうか？

中村　今、奥山先生のおっしゃったワードにかなりリンクしますが、もちろん、明るくてコミュニケーション能力があって、愛嬌があって、誰にでも優しくできる人が数人、思い浮かびました。ごくごくありきたりなんですけれども、そういうような人が一般的には理想だと言えるのではないかと思っています。

　私が採用に関わったのは2004年に副院長になってからですので、ちょうど20年ほど携わっていますね。最初の頃は先ほど挙げた、絵に描いたような理想的な人がたくさん集まって、そういう人だらけになるのが理想だと思っていたんですけど、でも同じような人ばかりだと組織として広がりがなくなるんじゃないかと思い始め、ここ数年は少しその考えを改めるようになりました。今回の話と逆説的になるかもしれないんですが、私としてはもちろん、ある一定レベルのコミュニケーション能力など、そういったものは必要だと思ってはいますが、価値観であったり、得意分野で

あったり、そういったものが多様な集団のほうが、今回のコロナ禍や震災など、そういった有事のときには組織として力強く生き残れるのではないかなと思っています。

奥山　なるほど、多様性のある集団というようなことでしょうか。

中村　例えば普段はあまり真面目に見えないような人でも（笑）、すごく忙しくなったときに「忙しいのも楽しいよね」みたいな感じで笑って仕事をしてくれるとか、そういうのもいいなと思っています。真面目な人ばかりだと、急に「入院が3人来ました」と言ったら、追い込まれてしまうみたいなことがあったりするのですが、そんな状況でもそうした人はたくましさを発揮したりしてくれると思っています。私どもは何か災害を経験したというわけではありませんが、ネガティブなことが起こっても、笑って乗り切っていけるような人というのは、必ずしも普段からずっとずっと真面目にやっている人ではないかもしれないと感じることがあり、そういうふうに考えを改めるようになりました。

奥山　さすがです。採用面談には私も栄養科で関わらせてもらいましたよね。「3枚ぐらいのPowerPointを作成して郷土料理についての提案をしてみてください」のようなプレゼンがあったかと思うのですが、やはりそこで素晴らしいプレゼンをされた方は入職され、ハズレがありませんでしたね。何人かの人から選ばなくてはいけないときに、プレゼンを実際にやってみてもらうのは、すごくいい方法だと思いました。今も栄養科や他の採用でも同じようなことをされたりしているのですか？

中村　そういう採用方法は大人数が応募してくるような職種のところに限

られてしまいますので、看護師などではやってはいないのですが、栄養科は毎回、二次試験がプレゼンになります。あとは、リハビリなどで比較的多い人数が採用試験に来たときにやったことはあります。ほとんどが栄養科という感じですね。

奥山　あのときは先輩の管理栄養士が採用面接に出席して評価しましたが、先輩の側も「こういう質問をしましょうか」とか、「実際に患者指導がうまくできるかどうかをやってみましょうか」など、いろんなアイディアが出ましたよね。先輩がものすごく細かい患者さんの役になって、意地悪な質問をしたりしましたね。採用する側の先輩スタッフもすごく成長されたと私には見えました。あの方法は、本当によい取り組みだと思っています。

中村　ありがとうございます。やはり、プレゼンテーションをしてもらうと個性も出ますし、いわゆる面接での応答以外の部分もたくさん見れるので、プレゼンテーションをしてもらうのは本当に評価できて、すごくいいことだと思っています。

奥山　私は支援先で採用のプロジェクトの顧問をさせてもらっているのですが、採用面談をする方々から、「圧迫面談を少し入れたほうがいいのではないでしょうか？」とよく相談されます。ストレスがかかったときに、その人がどう動くのかを見ておいたほうがいいのではないかという理由からです。集団面接をさせてリーダーシップがとれるかどうかを見たいとおっしゃる方もいますが、私は「あまりストレスをかけてしまってもよくないと思います」とお答えしています。もしその人が他院も受けていたときに「あの病院ではこんな嫌な質問されるよ」などと、うわさをされてイ

メージダウンになりますし…。中村先生の病院みたいにプレゼンなどの適度なプレッシャーが最適ですよね。集団面接は一番目に話したら印象が悪いとか、受ける人たちは猛勉強してくるんですよね。私は元看護学校の教員だったので、そんな面接の練習をよくやっていました。面接攻略本なんかには2番目に話して反対意見をわざと言ったほうがいいとか、テクニックばかりが載っています。なんの根拠かわからないですけど、みんなそんなのを読んですごく練習して来ているので、圧迫面談や集団面接で必ずしもストレス状況下の動きが見られるわけでもないなと思ってるんです。

中村　私も圧迫面接はあえてしないように意識をしています。一方で、どうしても練習してきた、考えてきた回答ばかりになるような質問になると、やはりその人の素が見えないですし、準備万端で来られたのでしょうから「素を見せてください」と言っても、素が出るはずもありません（笑）。ですから、私の役割になると思ってるんですが、例えば看護師の面接なら副看護部長、看護部長、事務長というように順番に質問していって、私の番が最後に回ってきます。そのときにはもうみんながいろいろと質問した後なので、考えたことないだろうなという質問を投げかけたりします。本当にこんなこと採用面接で聞くの？みたいな話だったりとか、地元の子であれば住んでいるところをネタにして話を投げかけてみたりとか、みんなそういうのは面食らっちゃったりするので、その面食らったところでどんな反応をするのかな？などを見ています。時には私がフランクにタメ口で話しかけたりして、変化球を投げてみて、どう返してくれるのかという反応を見るようにしています。

奥山　中村先生からタメ口で質問されたらそれは間違いなく面食らってしまいますね！ははは。先生、大抵はどうなりますか？

中村　うまくいけば、そういったもので少し素も出してくれて、その素が魅力的に映ればOKですけれども、人によっては変化球を投げても作ってきたままで返しちゃう人もいます。そんなときはこの人に何をどう言っても同じ答えしか返せないのかな…と、採点はちょっと低くなったりします。ただ、変化球を投げてみて完全に固まってしまう人もいます。考えてきたことはすごくスラスラ言えるけど、想定外の質問になると、全く言葉が出てこない人もたまにいるので、そういったところは評価のポイントになったりします。

奥山　私は3年前から看護学生の授業を1単位もっているんですけど、本当に固まるという表現がぴったりの学生は多いです。一言も話さないんですけど、マイクは離さないという。「ちょっと答えが出てこないので最後に回してもらえませんか」とか機転を利かせて考える時間をゲットすればいいのになぁと思って見ています。レジリエンスが低いって言うんでしょうか。そうした人はやっぱり現場で働いたとしても想定外のことが起きると固まってしまうでしょうから、柔軟性みたいなものって大事ですね。

中村　そうですね。やっぱり医療の現場は想定外のことってよく起こりますからね。そうした力を持った人に来てほしいと思います。

奥山　先ほど先生がおっしゃった、何でも楽しめるという価値観を持っている人はいろんなヘビーな場面でもあまり深刻になりすぎなくていいですよね。私もすごく共感しております。うちのスタッフにもユーモアで乗り切ってしまう人がいて、精神的にこちらが救ってもらっているというか、

とても助かっています（笑）。そういった価値観を持つ人を採用するための工夫みたいなものってありますか？

中村　採用面接に参加しているメンバーがよくする質問では、例えば「学生時代の部活やアルバイトで苦労したこと」や「トラブルがあったときに、どのように対処しましたか？」とか「ストレスを感じたときに、どのように解消していますか？」というものを聞くようにはしていますね。

奥山　私は先生の病院の新人研修とプリセプター研修でここ 4,5 年、参加者の「労働価値観」を Google フォームで把握できるようにしています。先生にも共有している通りですが、新人やプリセプターが労働において大切にしているものは「人の役に立つこと（愛他性）」「よい結果を出すこと（達成）」「自分の能力が活用できること（能力）」「ライフスタイル」「社会的な交流性」「多様性」という項目を選ぶ人が多いようです。そしてさらに先生が掲げていらっしゃる「学習する組織」に合致する人も増えてきているように感じます。

中村　労働価値観を把握するって大事ですよね、ありがとうございます。拝見しています。ようやく組織の大切にしていることと、合致してきたという感じです。でも、学習する組織への合致は、まだまだ必ずしもそうとも言えないこともあると思いますね。学習はもちろん大切ですが、「学校で真面目に勉強していました」というのは誰でも言えることなので、部活動でどんな役割を演じてきたか、アルバイトでどのような仕事の仕方を経験して来ているのかというのは、学業の成績以上に現場の仕事の役に立つと思っています。初期の労働価値観なのかな、と思っています。また、その人の人となりを知ることにつながるのではないかと思いますので、あえ

て部活やアルバイトの経験などに関して聞くのは大事にしていますね。

奥山　医療職は一つの役割で長く働くわけなので、学生時代くらいはいろんな役割を経験してほしいなと思っているんですけど、まだまだ看護学校ってアルバイト全面禁止のところも結構あるんですよね。長期休みのときは届出を出せばなんとかできることもありますが、「看護学生は学業優先だ」みたいな風潮があって。もちろん隠れてやっている学生もいますが（笑）。社会性を養う上ではすごく貴重な体験ですし、医療業界以外のアルバイトをしておいたほうが私はいいと思います。

中村　そうですよね。実際にアルバイトの経験や、そこそこ忙しい飲食店で働いていました、そこのホールを一人で回していました、みたいな人って現場で忙しくても機転が利いたりします。ですから「ホールを回してました！」と言う人の評価は、うちの病院ではかなり上がります（笑）。

奥山　私は看護師の人材紹介で紹介してよかったなという人は、前職で携帯電話の会社に勤めていたという人で、月間売上ナンバーワンになったことがある人です。すごくコミュニケーションをとるのが上手で、かなり忙しい外来にご紹介しましたが、必ず長く待っていそうな患者さんに声をかけているんですね。看護の経験が長いとは言えない人でしたが、接遇やコミュニケーション能力など、そういったところですごく評判がよくて喜ばれました。

中村　そういう人がいたら私もぜひ採用したいですね。携帯会社でしたら、検査等の説明もうまいでしょうし、接客もそれは上手でしょうね。

奥山　本当にそうでした。履歴書で学歴や職歴、自己PRなどはある程度、把握できると思いますが、いかにそこに書かれていない経験を引き出すかが限られた時間の採用面接では大事だと思っています。先生の病院の管理栄養士の吉田さんを採用したとき「〜したいけど〜できない」「〜したくないけど〜してしまう」ということを挙げてくださいと、投げかけたことを思い出します。あのとき、吉田さんが挙げたのは「本をたくさん買うけど、なかなか読めない」とお答えになりましたよね。他の人は「友達に注意しないといけない場面で、なかなか注意ができない」「部屋を片付けたいのに、なかなか片付けられない」「勉強に早く取り掛かりたいのに、なかなか取り掛かれない」などを挙げていました。まあ、学生がよく挙げてくる回答なんですが、吉田さんは管理栄養士の資格と教員の資格を同時にチャレンジしているので、つい本を買っちゃうんだけども、積んだままになってしまって、なかなか読書と勉強が両立できないとおっしゃっていました。私は、この「〜したいのに〜できない」というコーチングの質問の意図を知っていたので「この人は抜群だ！」と思っていました。プレゼンも上手だったので採用になりましたね。その後の吉田さんの働きぶりを拝見すると、やっぱり質が高い人だったなと、すごく納得しています。

中村　吉田はもう7年目になりますが、7年前のことをよく奥山先生、覚えていらっしゃいますよね！正直、私はそこに驚いています（笑）。

奥山　いや、もうそのとき、この人ってすごいなぁと感心してしまって、非常に印象深かったんです。そのような答えというのは準備してできるものじゃないですから。コーチングの秘技みたいなものなので（笑）。そして私は、質問されたときの吉田さんの表情などもじっくり観察していたんです。そして、何かの学会で吉田さんが発表されている姿や研究内容など

は、やはり質が高くて素晴らしいですし、よい人を先生のところで採用なさったものだなぁと常々思っていたので。

　ところで、先日、ドゥイさん（外国人のスタッフ）がプリセプター研修に通訳なしで出席されていて「もうそんなに成長されたんだ、すごいな」と、これまた感心してしまいました。先生の病院ではかなり前から外国人のスタッフを採用されていますが、外国人の採用で気をつけてらっしゃることとか、このような質問をしていますよ、などがありましたら、ぜひ教えていただきたいです。

中村　そうですね。外国人の採用に関しては正直、私どもの今の環境では、何人から選ぶという立場ではありません。採用するか、しないかという選択権はあるにはありますが「この方はどうでしょう」と紹介の形でもって、ピンポイントで来られますね。採用しなかったら、他の人を採用できるわけではないので、基本的に紹介された方をそのまま採用している状況です。ですので、採用時の質問というのは選抜するという前提ではない質問をしているというところです。

　今、来られている方々というのはインドネシアの看護師や介護職の方です。インドネシアはイスラム教以外にも仏教やキリスト教の信者もおられるのですが、今うちに来ている人は皆さんイスラム教の人たちです。宗教観なのか、お国柄なのか、皆さん本当に礼儀正しくて、すごく笑顔でしっかりと挨拶できて、挨拶に関しては絶対日本人のほうが負けるなと思うぐらいなのですが、必ずドゥイさんも満点の笑顔で挨拶が返ってきます。ですから、この点は外国人の方は素晴らしいなと思っていますね。

奥山　少子高齢化が進む日本は、今後もっと外国人を採用しないと現場が回せなくなりますね。先生の病院のドゥイさんもメギさんも、どちらも

とってもいい方ですよね。私がご支援している病院では、少し働いて仲間と結託して、逃亡してしまったり、そういう方もいました。なかなか外国の方の定着って難しいというイメージがあるのですが、先生のところではどんな教育をなさっていますでしょうか？また、入職後のフォローをどのようにされていらっしゃるでしょうか？ぜひお聞かせ願いたいです。ちなみに明日もドゥイさんが研修に出席されますが、大変熱心に参加されています。そのような風土をどう作っていらっしゃるのかも興味があり、ましてや外国人だから研修が難しいと思われるにもかかわらず、参加してもらう工夫などがありましたら、聞かせていただきたいと思います。

中村　そうですね。実はドゥイさんは新人教育にも入ってもらいましたよね。また、ITリテラシー研修なども一緒に参加してもらいました。そういったところは彼女自身にとっても、日本語の勉強になると思いますし、周りに溶け込むためにもいいかなというところで、今度はプリセプター研修にも入っていただこうとなりました。そちらのほうが業務だけをするよりも、彼女のステップアップになるだろうと思い、積極的に他の研修も受けてもらおうと思っています。

　そしてなんと、ドゥイさんもメギ君も学会発表を体験済みなんですね。二人とも全日本病院学会（全日病）で日本語にて発表をしました。すごく緊張したのでしょうけれども、その経験は貴重で変えがたく、彼らにとってステップアップになるものだったと思っています。二人とも私が「いいから発表しよう」と言って、半ば強引に発表してもらいました。全日病などに行っても、海外の方をどう教育するかなどの発表はありますが、外国人本人たちが発表していることはないので、聞いている聴衆はすごくびっくりされていました。

奥山　それはびっくりしますよね！聴きたかったです。先生の病院では何歩も先をいっているということですね。先生のところは定期的に、3年目、4年目などで学会発表をされるのという仕組みがありましたよね。

中村　そうですね。4年目くらいで発表してもらうというのが当初は理想でしたが、なかなかそのレベルに到達できない人もいるので、目安として4年から5年みたいな感じにしていました。するとそこにコロナが蔓延してしまい、さらに遅くなって、7年目でもまだ発表していない人がいます。ですから「義務ではないですよ、あくまでも目安ですよ」というゆるやかな形の仕組みに今はなっていますね。

奥山　学会発表を目指すというアウトカムが、チャレンジングなステップになっていてすごく素敵だなと思っておりました。全日病学会で発表を聴かせていただきましたが、就職時の頃から知っている方々ばかりなので「こんなに成長されて」と感慨深いものがあります。中村先生のところはなんと言っても研修の充実が日本一と私は思っているのですが、1年目の湯布院研修はまだやっていらっしゃいますか。

中村　コロナが流行った年から自粛していて、昨年もしませんでした。このまま、なくなってしまうかもしれませんね。

奥山　4年目のハワイ研修などは健在ですよね。それは、ドゥイさんなども一緒に行かれるということですよね。

中村　ドゥイさんは新人のとき、湯布院研修には参加しているんですよ。基本的に宿泊を伴う研修は、ドゥイさんももちろん参加するというのはあ

りますね。

奥山 外国人だからということではなくて、日本の文化に触れてもらって日本語の練習にもなるし、ということであえて参加してもらっているというところでしょうか？

中村 外国の方はドゥイさん以外にも今、3人の介護スタッフがおり、全員で5人いますが、面白いなと思うのは、日本人スタッフが容赦なく、北九州弁丸出しで話しかけるというところですね。普通は「これは難しい言葉かな」と思い、標準語などで丁寧に話しかけたりするじゃないですか。でもそうしない。北九州弁丸出しなんです（笑）。もしかしたら、遠慮せずに接することで、彼らの語学的なスキルが上がることにつながっているのではないかなと感じます。腫れ物に触るじゃないですけれども、「大切に大切に」という感じじゃない環境が、むしろいいのではないかと思っています。

奥山 一方で先生も語学を勉強されたりしていますので、素晴らしいことですね。さすがです、先生。

中村 ありがとうございます。インドネシア語EQを取得したのですが、彼ら彼女らと挨拶したり、簡単な単語を言ったりするので、せっかくならちゃんと勉強しようと思いました。EQでも結構難しかったです。今後、介護施設を建てるという計画があるので、おそらく日本人のみでは介護福祉士が十分に揃えられないということも想定されます。なので、インドネシアの子たちを受け入れようと思っています。外国人人材はどこに行ってもいいわけですから、本当に日本全国が競争相手になるわけじゃないです

か？そこで、「インドネシア語がそこそこ話せる院長がいるよ」となれば、もしかしたら東京や名古屋、大阪の施設にも勝てることにならないかなと思い、ある程度ペラペラに近いコミュニケーションが、インドネシア語でとれるというところまで練習していこうと思っています。

奥山　先生、すごい。さすがです！インドネシア語がペラペラの院長なんて、それは全国にいらっしゃらないですもんね。ちなみに外国人の方は宗教などをお持ちですよね。お祈りや断食などの習慣を維持するための環境づくりについて、気をつけていらっしゃることはありますか？

中村　イスラム教の場合はお祈りでも時間が決まってますし、絶対的なところがあります。私も文化や宗教というのは大事にしていますから、お祈りの部屋をしっかりと用意しています。ただ、本当にそれほど広い部屋である必要はなくて、スタッフの宿直室でも構わないと言うので、うちではお昼に使っていない宿直室でお祈りをしてもらうようにしています。
　ラマダンに関しては、彼らはずっと絶食を続けているので、そんなに苦にはならないと言います。ちょうど学会出張がラマダンのときに重なったということがありましたが、本当に日が暮れるまでは飲食しないということをしていました。「いつもやっていることだから全然平気ですよ」みたいな感じで、あまり心配する必要はないのかなと感じました。

奥山　そうなんですね。ハラル料理というのはイスラムの方々のところでしょうか？かなり制限があるとお聞きしました。

中村　ハラル料理に関してはシンプルにイスラム教はお酒と豚がダメっていうぐらいですね。ただ豚を利用した調味料などもダメだったりするの

で、一緒にご飯を食べに行くときにはそういったところもケアするようにしています。ですから、一番わかりやすいのは目の前で調理できる焼肉や鉄板焼きなどで、一緒に行くときに焼肉だったら「豚だけ入れないでくださいね」とお店の方にお願いしています。彼らはお肉が大好きなので喜んでくれます。

奥山　外国人の方が入ってくるってことで、我々も多様性を磨かれるということがありますよね。

中村　本当にそうですね。海外において母国語以外で仕事をする方は大変優秀です。そういう方と直に接しながら一緒に仕事ができるというのは、もともと働いているスタッフにとってもすごく刺激になっていると思います。すごくよかったです。メギ君には感染対策委員になってもらったりもしてますし、ドゥイさんには採用のチームに入ってもらったりしています。そのような、通常業務以外のことも一緒にやってもらい、それがみんなにも刺激になっているようです。

奥山　委員会にも普通に参加されていて、すごいですね。そういう文化はやはり一朝一夕では作れませんよね。先生の病院の特徴は研修が本当に充実していて、研修を通して新人同士がすごくコミュニケーションがとれるようになり、定着につながっていらっしゃるのかなと思うのですが、ぜひ、そういったところのお話をいただけますでしょうか。

中村　ありがとうございます。新人研修に関しては、最初の1週間が座学での学習になっていまして、それが終わった後も週1回のITリテラシー研修があります。ITリテラシー研修は10週間続きますから、計10

日間。ですから1週間と10日間ということで、研修のボリュームとしては一般的な病院より多く、かなり長くとっているのではないかと思います。

　そのITリテラシー研修というのは、非常に特徴的でカリキュラムの中にWord、Excel、PowerPoint、インターネット、最近ではChatGPT、そういったところまで手を広げて教えています。Wordでポスターを作って発表したり、PowerPointで自分のことをプレゼンテーションしたりとか、何かを作成してもらい、プラスプレゼンテーションをしてもらっています。その設計が面白いなと思うのが、PowerPointを学びながら自分のことをプレゼンテーションしているので、同期の新人さんたちに自分のことをわかってもらえる、相手への理解が深まっているということです。普段、接しているだけではわからなかったことをお互いでわかり合えるということを2か月半ぐらい続けるわけなので、かなり同期が仲良くなるんですね。しかも全職種でそれをやっていますから。中途採用、経験者採用の人も4月から同期として入りますので、非常に同期のネットワークが強くなります。そうすると、他職種の人にも同期だからということで気軽に質問ができたり、経験者の人に新卒の人が質問したり、教えてもらったりなど、そういうことができるので、新人にとってはすごくいい環境を提供できているのではないかと思います。

奥山　本当にそう思います。私はいろいろな病院にお伺いしていますが、介護は介護、看護は看護、リハはリハと研修の多くは職種別になっています。多くの病院では管理職研修をするときに初めて、他部署の人と密に関わることになりますよね。私はそれでは結構遅いなと思っています。きっと、先生の病院を見せていただいているおかげですね。新人のときに他部署を深く理解できるという意味もあるし、実はすごく効率的じゃないかな

と思います。もう何年も勤めてから他部署を知るというのは、すごくもったいないですし、それまでは喧喧諤諤(けんけんがくがく)とやっていて、管理職になったからといって何時間か一緒に研修をやっても、それほど仲良くなれないようですね、見ていると。

中村　そうですね。当院では密というか、絆が深まるための新人教育を提供していますし、それができる病院規模だというのは確かにあるかもしれません。毎年の採用人数が15〜20人ぐらいなので、一堂に介してフットワークが軽くできるというメリットがあると思いますね。新人が100人以上という規模ですと、もうそれは無理ですよね。新人研修において多職種で仲が良くなると、1個上、1個下も自然と仲が良くなったりします。横の関係と部署間の縦の関係、委員会活動など様々な活動があり、そのような斜めの関係も含め、いろいろな関係性が組織の中で構築できていれば、例えばあるところでは居心地が悪くても、同期と一緒だとストレスを解消できるとか、そういうことが定着につながるのではないかなと期待もしているところです。

奥山　先生の病院はもう何年間も人材紹介を使わずに、直接採用で職員が賄われていらっしゃいますよね。そうした病院はなかなかお見掛けしません。すごいことですよね。

中村　看護師に関しては私が来てから20年、人材紹介を使っておりません。例えば、薬剤師などは3人部署ですし、1人部署であれば、すぐに採用しなくてはならないので、そういったピンポイントの部署には紹介会社のお世話になることも稀にありますが、看護師、臨床工学技師、事務のクラーク、こういったところには全然使っていないですね。

奥山　それはもうすごいことです。人材紹介会社もお手上げですね。研修等の充実が、採用の促進に一役買っていることは言うまでもありませんね。先生のところの成果を見せていただいているので、新人研修でラポールを醸成して定着を狙いませんかと、様々な病院に提案をするのですが、他の組織ではなかなかそんなふうにはいかないのが実情です。他病院の院長は大抵「いつまで働いてもらえるかわからない人たちに掛けられる経費なんてないですよ」とおっしゃいます。職員が辞めれば辞めるほど、そういう考えが固定化してしまうようです。看護師の紹介は関東であれば100万、120万もかかりますが、常に紹介会社を使っているとそのうちに慣れてきてしまうみたいです。必要経費的な捉え方になってしまう。ホームページ等からの直接応募で採用が賄えるようになれば、軽く数百万が浮きます。それを教育投資に回すことができるのにと思いますが、直接応募ができるという考えになかなか至りません。看護師採用に800万くらいかかっているのに、これ以上他にお金なんか掛けられないよというバッドサイクルになっています。そんな中で、中村先生はどれくらいの時期から新人さんに手厚い研修を施してラポール形成をしていくというお考えだったのでしょうか？

中村　ITリテラシー研修も、新人の多職種同時の研修も、実は私が来たときにはすでにできていました。ですから、そこに何かを加えたいということで、岡田先生の古武術介護を入れたり、奥山先生にコーチングの教育をしていただいたりしました。私はそういったところの追加でボリュームをちょっと増やしただけで、先代の頃から新人教育を手厚くしようという考え方があったので、その流れを継承して膨らませたという感じです。

奥山　前理事長がすでにそこまで考えていらしたということなのですね。すごいです。コロナがなければ1年目の新人さんにも宿泊を伴う研修が2泊3日ぐらいありましたね。2年目、3年目の研修では何か工夫なさっているところはありますか？

中村　2年目の研修は特にありませんが、入ってくるとしたら奥山先生のプリセプター研修が、例えば3年目から4年目から、人によって違いますが入ってきます。

奥山　プリセプター研修があり、そして4年目から7年目ぐらいで学会発表、あとは委員会活動でも交流が深められますものね。感染対策委員会では海外まで勉強に行かれてらっしゃいますよね！

中村　そうですね。これもコロナで中断というふうになっています。アメリカのサンディエゴとイギリスのロンドン、イギリスはいわゆる公衆衛生感染対策が非常に進んでいる国ですので、そこに2人とか、それぐらいのレベルですけれども行ってもらっていました。

奥山　何年目かで同期でハワイに勉強に行くというのもあったかと思うのですが。

中村　そうですね。これはもう正直、研修ではなくて遊びなんですけどね（笑）。全日本病院協会が半日だけの研修を企画して毎年募集しているのが、10月ぐらいにあります。その半日の研修すら私どもは行かなくて、全部遊んでいるのですが「4年目になるとハワイに連れて行くよ」ということを実は先代が始めて、私は継承しているだけなのですが、「4年目の

ハワイ」とは、父はよく考えたなと思います。ちょうど4年目ぐらいになると女性に関しては結婚、妊娠、出産というイベントが10人のうち1人ぐらいあるのですね。このご時世だからというわけではないのですが「1年目、2年目で結婚、妊娠、出産なんてしないでよ」とか言えないじゃないですか。ですから「4年目になったらみんなでハワイに行こうね」みたいなことを、それこそITリテラシー研修で言ったりするわけです。「みんなでハワイ行けるの楽しみだね」というところがうまく考えられている4年目だなと思って。ただ、そうは言っても、毎年必ず1人はお子さんができている状況なので、その4年という設定が絶妙だったなというふうには思っています。

奥山　4年目にハワイに行かれなかった方というのは、その後はもう行かれないのでしょうか…。

中村　一応「行く権利は持っているよ」としていますが、1人目のお子さんが大きくなったときに2人目ができたりして、その後のハードルは高いみたいですね。機会を逃してしまうと同期じゃない人たちと一緒に行くことになるので、同期と一緒に行くという楽しさはなくなってしまい、なかなか難しいみたいです。

奥山　うーむ。ではやっぱりハワイに行かないとですね！他には先生のところでは日々の勉強会も多くて、どこまでも学習ができるような仕組みがありますよね。他に工夫なさっているところはどんなところでしょうか？

中村　実は私どもは定着率が抜群とまでは思っていなくて、まだまだ頑張ろうとしています。以前はどうしてもハワイが終わるぐらいまでに退職し

てしまう。つまり4、5年目ぐらいまでの定着がちょっと弱いなと思っているところがあったのですが、今はそれが少し解消できています。これは当院の特殊性もあるので、他の病院にはできないことかもしれませんが、当院は外来透析部門と病棟部門があり、新人さんを全員、まず透析室に配属するということを5年前から始めています。病棟ではどうしても1年目でたくさんのことを覚えなくてはいけない。そうすると、夜勤がある、患者さんが亡くなる場面に直面する、急変で何もできなかったというような、いわゆるリアリティショックを受けて「私、無理だわ」ということが1年目、2年目での退職につながっていたように思います。病棟の定着が少ない、ちょっと弱いというのが、ずっと悩みでしたが、あるとき、病棟の人員が少ないにもかかわらず、思い切って新人全員を透析室に配属してみました。すると今、5年目の人たちは、4年目の途中まで誰も辞めなかったんですね（4年目の途中で辞めてしまった人は結婚で県外に引っ越すというような不可抗力的な退職でしたので、4年目まで看護師が辞めなかったというのは、私が来てから初めてのことでした）。

　透析室だとやはりルーチン業務が多いです。目の前で患者さんが亡くなるということもありません。準夜勤はありますが、日をまたぐ夜勤はないということになります。しかも今は、透析室業務を1年3か月間、2年目の7月までやっています。それは独り立ちをして、ある程度成長してから病棟に行けるということになるんです。また、当院は透析病院ですから、透析患者さんの名前を全員覚えてから病棟に行けると、入院してくる患者さんは知っている人が多くなるというメリットもあるんですね。

奥山　すごく考えられていて、さすがです。

中村　もちろん透析患者さん以外の方も入院するので100％ではありま

せんが、入院患者さんの半分以上の方は、自分がよく知っている人、状況がわかっている人ということになるので、情報も得やすくなります。提案したのは看護師側からですが、その当時、想定していた以上に効果的だったなと思います。

奥山　先ほど特殊な病院というお話をされましたが、普通の病院でしたら透析ではなく、外来から始めるような感じでしょうか。

中村　そうですね。それはありだと思います。外来などの業務であれば、患者さんも亡くなったり、急変されたりすることが少ないです。そこで1年間、積んだ経験というのは自信になって、次に生かせることが大きいと思います。

奥山　今、ピピッとつながりました。毎年、研修で新人さんに自己効力感について質問しているのですが、以前は新人が独り立ちをして、11月頃にそれが下がってくるなという印象がありました。ただ4年前ぐらいから下がらなくなったなと不思議に思ってました。自己効力感の低さの理由に「まだ何も自分でできる仕事がないから」といういうものが結構あったのですが、4年前ぐらいから自己効力感が上がっています。やはり、そういうのが関係しているのですね。

中村　おそらく、そうだと思います。新卒の4月の第2週以降から現場に入るわけですけど、病棟だったらその時点で、私とかドクターに指示受けをしなくてはいけません。しかし透析室でひたすらルーチンの業務を学ぶところから始めれば、医師に声をかけるのはしばらくしてからということになります。ある程度のことができるようになってから病棟に来るの

で、医師に質問するのも4月の第2週より2年目の7月からのほうが、はるかにドキドキしなくて済みますよね。

奥山　どちらの側にとってもいいですね。

中村　医師側にとってもそうなんです。「新人さん、難しいな」みたいな感じで、どうしても時間がかかったりしてしまうので、それは本当に全然違うと思います。

奥山　透析室も受け入れ態勢が良くなったということですよね。私が呼んでいただいたばかりの頃は、透析室勤務がかなり長い方がおられて、とっても迫力がある方も多くて、とてもじゃないけど新人を送れないようなこともありましたけど、今は全然違うということですよね。

中村　そうですね。定期的に新人が入ってくるという環境にそれまでなかった透析室も毎年、定期的に新人が送り込まれてくるという状況に変わって、以前よりも優しくなったのではないでしょうか。

奥山　なるほど、慣れてきたということもあるんですね。当時は「新人なんてどう関わってよいのかわからない」「新人に何か言うとすぐパワハラとか受け取られて、辞めそうで怖くて何も言えない」みたいになっていました。うかつに新人に話しかけられないという悩みが指導者のほうにありましたね。でも、一気に4、5人の新人を見るという環境に変わったんだなぁ、とすごく歴史を感じました。

中村　その点は本当にドゥイさんやメギ君ともリンクしていて、慣れてい

ない人が入ってきても、優しく対応するという風潮になっています。外国人の方の採用も、よい方向に働いていると思います。

　あとは「人の成長曲線は違う」ということを意識したほうがいいと思います。それほど魅力的ではないと思っていた人が5年目や10年目、十何年目にして、すごく花が開いてきたなということも、最近は様々なシーンであります。昨日も、男性スタッフと飲みに行ったときに「僕には何も特技がないから、学ばせてください」と私に熱く語ってくれた若手がいました。そんなことを考えているとは夢にも思っていなかったので、大変嬉しかったです。成長しようと強く思っていることは、普段接していて全然わからなくても、実は芽生えてきたりしていることもありますし、新人の頃はチャラチャラしてたという子も、今ではすごく重要な仕事を任せられるようになってきたということもあります。そういうことをいろいろな人で実感していますので、やはり1年目、2年目の頃のイメージでずっと見ていてはダメだなと思っています。

奥山　先生の教育投資の賜物ですね。私が支援している他の病院ではKPI（Key Performance Indicator）や、投資対効果はどこで測るのか、ゴールはどうするのかということばかりで、1年目、2年目ではその人のいいところが全然出てこなかったりします。焦ってはいけないと思い見ていますが、どうしても早く効果を出さなくてはというところがほとんどという中で、先生は「成長曲線が緩やかな人を抱えることもできる」というなんとも真逆のお考えをお持ちなのですが、そのような考え方を持たれるきっかけは、何かあったのでしょうか？

中村　ここ数年で思っていることなので、最初から成長曲線が緩い人を抱えようと思っていたわけではありません。それこそ10年以上ぐらい前と

いうのは、すごく採用が厳しい時代で、だんだん良くなってきたというところもあり、あえて意識してきたわけではないんですが、一つ言えるのは私にリーダーシップがすごくあって、いろんなことができるのであれば、何でも自分でしてしまうのでしょうけど、自分はそれができない人間なので、いろいろな人に頼ろうと思っています。それこそ教育も奥山先生にお願いしていますし、そのように誰かにお願いしようという意識が、結果的に「今は無理でもゆくゆくはお願いできる人になるだろう」と期待するところにつながるのではないかと思っています。

奥山　素敵です。ぜひ、今年の新人さんもプリセプターさんも愛情いっぱいで育てていきたいと思います。

中村　ありがとうございます。先生のおかげで育っているところもいっぱいあると思います。

奥山　わあ、極上の誉め言葉をありがとうございます。さらに精進しますね。そして、本日は貴重なお話をたくさん頂戴しました。本当にありがとうございました。

【2024 年 3 月 12 日　Zoom にて収録】

―対談を終えて―

　中村先生の病院にはもう 14 年ほど関わらせていただいておりますが、今回お話を頂戴し、この 14 年間の軌跡をあらためて確かめることができました。先生の教育にかける情熱がここまでの変化をもたらしたのだと確信します。スタッフとして活躍していらっしゃる方々のほとんどに新人研修

をさせていただいており、成長の度合いを肌で感じることができるので、研修を担当させていただいている私もやりがいしか感じません。看護教員をやっていた頃、卒業生の成長を見たいと職場を訪問しても、何も言わずに退職していることが多々ありました。在学時に単位を落とすなど、たくさん心配をさせられた学生ほど、その後しっかり活躍しているのだろうかと教員は気がかりなものなのですが、学生は時が経てば、すっかりこちらのことなんて忘れてしまうようで、仕方がないなと諦めていました。そんなとき、先生との出会いがありました。研修後のほとんどの方々が組織に定着され「あのとき教えてもらったこと、今ようやく実感しているんです」なんて、研修に伺うと声をかけてもらえます。たくさんの教え子に囲まれている気分を味あわせていただける小倉第一病院の研修。今では私の生きがいとなっています。あらためて病院経営者の中村院長のブレない生き方そのものが、よい共育の仕組み継続となり、結果として素晴らしい人財が育って定着されて病院を牽引しているということを実感できた対談でした。

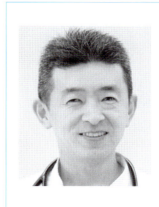

中村　秀敏 略歴

熊本大学医学部卒業
1995 年　新日本製鐵（株）八幡製鐵病院　内科
1996 年　九州大学医学部附属病院　第二内科病棟
1997 年　聖マリア病院　腎臓内科
1998 年　新日鐵八幡記念病院　内科
1999 年　九州大学医学部附属病院　第二内科病棟
2004 年　小倉第一病院　副院長
2011 年　小倉第一病院　副理事長・院長
2013 年　小倉第一病院　理事長・院長

日本透析医学会 専門医／日本内科学会 認定内科医

北九州市小倉医師会 理事
福岡県私設病院協会 理事

第2章

丹野 雅彦
青森慈恵会病院
院長

奥山 美奈
TNサクセスコーチング株式会社
代表取締役・教育コンサルタント

なぜ、慈恵会病院の看護師採用の質は上がったのか

奥山 本日は青森慈恵会病院の丹野雅彦先生と対談させていただきます。先生、どうぞよろしくお願いします。
　早速ですが先生がコメディカルの採用に関わった方々でパッと思い浮かぶ方はいらっしゃいますか？

丹野 基本的に私は採用に全く関わっていませんが、印象としてはいい看護師さんが集まってきているなと思ってます。
　非常に真面目で穏やか、誠実な人が多く、また学習意欲もあって学力も高いという方が多いと感じてます。

奥山 ここ4～5年ですごく採用の質が上がってきたというようなことですよね。その取り組みの一端をお話していただけますか。

丹野 一つは学生さんの実習を積極的に受け入れていることにあると思います。ただ、これにも何年も試行錯誤の歴史があり、以前は学生担当者が1人で学生さんの指導をしていたんですが、非常に負担が大きくて、学生さんにウェルカムな気持ちになれなかったと思います。また、実習指導担

当者が不在だと、学生さんが放置されて、やることなくてボーッとしてるなんていう状況があったりで、あまりいい実習先とは言えなかったと思います。

奥山　どこもそうなりやすいですよね。

丹野　何年か前に離職の問題や採用の問題があって、本当に人が来て欲しいのであればどうしたらいいのか、病棟のスタッフ、師長も入れて話し合いました。その結果、担当を1人ではなくて病棟全体で学生さんを受け持つ、きちんと責任を持つなど、やはり学生さんにとっていい実習であることをみんなで考えなくてはいけないという発想になったんです。それ以来、実習に来た学生さんたちに対し、病棟全体が関心を持つようになりました。例えば、学生さん一人一人を名前で呼ぶようにしたんですが、これが他ではないことだとすごく感動されて、「うちの病院に実習に来てとてもよかった」という声が多くなりました。それは看護部だけではなく、リハビリも栄養部も、ケースワーカーも同様です。

奥山　「学生さん」と一括りに呼ぶところが多いので画期的ですね！

丹野　そうですね。学生さんを名前で呼んで、一人一人と丁寧に関わっていくという感じですね。実習が終了したら師長がそういったポイントをおさえながら「良かった点、悪かった点」を現場にフィードバックして改善していきます。
　病棟があまりに忙しすぎて、学生さんに無関心とか、殺伐とした雰囲気とか、そういうのはやはり非常に良くないなと思ってます。お互い助け合っているとか、多職種が連携し合っているという姿を見て、なんか楽し

そうだなと学生さんが感じてくれたらいいなと思ってます。
　「こっちの水は甘いよ」みたいに現場に魅力を感じるようなことがないと関心を持ってもらえないと思ってるので、やはり一番大事にしているのは職員同士が仲良く仕事をする、助け合うということですね。心根のよい人は、そんなところに魅力を感じてくれるんだと思います。

奥山　そうですね。昨年の新人にもそういう人が入ってきていますよね。

丹野　ただ、お金が欲しいとか、仕事として別に看護師がやりたいわけじゃないけど、資格を取ったからとか、そういう人はうちには来ないです。不登校の人や、再チャレンジの人は自信はないのに就職していただいたこともあり、ありがたいなと思っています。もちろん、本当に病棟に合わなければ異動してもらうこともあります。そういうマッチングなどに関しては柔軟に考えて、入ってからも「今の職場どう？」、「今の病棟どう？」というヒアリングをしながらやっています。
　弘前に国立病院があるのですが、給与などの条件は絶対に向こうのほうがいいはずなのに、うちの噂を聞いて、うちに来てくれた人が3人いました。また、県立病院や他の地域の公立病院からも5人就職してくれました。国公立を辞めてまでうちを選んでくれる人がいることに少し驚いていますが、看護師として少しでも気持ちよく働きたいという人が来てくれているのかなと思っています。

奥山　すごいですね。これは一朝一夕でそうなったわけではないということですよね。先生と関わらせていただくようになってから、ずっとそのように言ってらっしゃいましたから。着実にPDCAが回っていったという感じですね。

丹野　採用する側も選ばれるようになるためには、自分たちも変わらなくてはダメだと思いました。「新人類」とか「今の若い子は」みたいな固定観念にとらわれて、自分たちは変わらず周りや来る人ばかりに変化を求めるというのはすごく横暴だし、傲慢ですよね。そういう意味で、原点に帰り理念ベースで様々なことを見直せたことが成果につながったのだと思います。

奥山　採用の質を上げるには、まず自らがということですね。採用の質が最近目に見えるような形ですごく上がってきて、受け皿としても先ほど、不登校の経験を持つ方のお話が出ましたが、看護師ならレギュラー新卒、看護大学卒でバリバリ頑張りますという人たちも、先生のところではもちろん採用していらっしゃるのですが、中途採用や再チャレンジの人も多く採用されてますよね。「ずっと介護施設の受付で働いていました。事務でした」という人も採用されておられたと思いますが、そのようにいろいろなビジネス経験や、様々な人としての経験、そして価値観を持つ人たちが、新人で入ってくるというのは、新人同士にとっても組織にとっても、ダイバーシティ化していて、すごくいいのではないのかなと思っています。

丹野　やはり組織というのはいろいろな個性があって成り立っているので、その個性をどう上手にミックスしていくかというのが、すごく大事だと思っています。みんな得手不得手があり、また長所短所があるわけで、なるべく個人の得意分野や長所が伸ばせるような配慮が必要で、そのためにはお互いが尊重し合う関係性が非常に重要になってきます。
　看護師、薬剤師、ケースワーカー、介護者、相談員が参加した病棟カンファレンスでは、リハスタッフがファシリテーターをしていますが、その

中で「この患者さんの希望は？どうやってその希望にそっていくのか？」ということをベースに、いろいろな意見や提案を出してもらっています。そこでは１年目の新人や中途採用の方の発言でも、貴重な意見として今後の方針に活かされます。そういうことが、やりがいにも結びつくし、学びにもなるし、お互いの刺激にもなると考えています。

奥山　ステキですね。まさしく、先生が目指してる世界ですね。ところで、最近取り入れたセル看護方式はすごくいいのですね。

丹野　今、HITO病院さんを参考にさせてもらい、iPhoneを活用したセルケア看護提供方式に移行中で、なるべくオンタイムで患者情報をみんなで共有できるようにしています。

奥山　すごいですね。ホームページも何年か前に新しくなりましたよね。すごく情報が得やすくなったと思って見ています。認定看護師や特定看護師を目指す人には奨学金を貸与しますという内容も書かれているんですよね。そういうのを外に発信できればいいなと思っていたので、どんどん変わってこられてよかったと思っています。今年の新人さんはそれを知って慈恵会に来ました、という人も多くいらっしゃいました。情報発信、やはり重要ですね、今の時代は。

丹野　そうですね。本当その辺りの発信が下手で。やはり少なくとも、ホームページなどがあればアップデートしていかなくてはいけないなと思っていましたが、今日、あらためて「やらなきゃ」と思いました。

奥山　やはり若い人はホームページなどで情報発信を盛んにしているとこ

ろに集まります。昨年度の慈恵会の新人さんは看護体験に来て、病棟同士の人たちの仲がいいところ、アットホームな感じでやっているところが良くて、入ってきたという方が多かったです。実習から即採用につながっている人も、もちろんおられるわけですよね？他に「看護の日」の取り組みや、採用活動はやっていらっしゃるんですか？

丹野　採用活動は先日デパート、ショッピングモールの１階を借りてやりました。でも、そういった広報活動より、うちで働いている職員が「うちいいよ」と知人を誘ってくれたりする、いわゆる口コミがとても重要だと考えています。どこの病院も広告は出しているし、中にはテレビコマーシャルで募集をしているところもあります。就職先を探している人も、世の中は情報で溢れかえっていて、その情報も自分が欲しているものかどうか見極めるのが難しく、どの病院が自分に合っているかまで判断できないのではと考えています。やはり信頼している人物や友達からの話が一番優先されるんじゃないでしょうかね。

奥山　そうですね。究極の姿ですよね。
　以前に慈恵会の緩和ケア病棟を記事にさせてもらったことがありましたよね。そこで自分の病院や病棟で「一緒に働こうぜ」と誘えるかという質問をスタッフにさせてもらったんですが（NPS簡易ES満足度調査）*、結果は10段階中「7」や「8」だったんです。これは本当にすごいことです。他の組織でもこの「NPS」という簡易満足度調査をやらせてもらっていますが、勧められるかどうかの回答は「1」や「2」というところがほとんどです。「1」か「2」ってつまり「一緒にここで働こうって誘えない」っていうことです。緩和ケアだったからということもあるかと思いますが、慈恵会さんはすごいです。やはり自分たちの組織で「一緒に仕事し

よう」って誘えるというのは組織としては理想形ですよね。

丹野　そうですね。そこを見てくれたらいいなと思います。まだまだ残業や人手不足など、いろいろ課題はありますが、ストレスチェックをやったら、病院や組織全体ではストレスが少ないところと多いところに分かれるんですが、個人でストレスを抱えている人がほとんどいませんでした。

奥山　長年取り組んできた成果ですね。

丹野　そうです、本当に奥山さんやいろいろな方のお力添えの賜物です。

奥山　いやいや、先生がすごいです。やはり介護さんも盛り上げていく必要があるのかなと思います。少し消極的というか、遠慮していらっしゃるような…。

丹野　セルでiPhoneを持たせるのが一番いいかなと考えています。一番患者さんの近くにいて様々な情報や意見を持っているのに、積極的に情報発信することが少ないので、とてももったいないと考えています。iPhoneやLINEだと意見を出しやすくなり、その結果自分たちも組織の役に立っているとか、頼りにされているという認識につながり、より仕事が楽しくなるのではと考えています。

奥山　丹野先生のお考えとしては、職員が満足して働けるという延長線上に採用の質があるということですよね。職員が満足して働いていれば、口コミで「自分と一緒に働こうぜ」と誘えるし、職場の自慢もできるし、エンゲージメントも上がっていくということですよね？

丹野　そうだと思います。他の病院の先生が来て「慈恵会病院はすごく明るいですね」、「活気が溢れていますね」とよく言われるんですが、そういう点だけでも全然違うのかなと思います。

奥山　そうですね。それは、診療科によるところもあるんですか？

丹野　リハビリを積極的にやっていることも関係しているのかもですが。

奥山　リハビリ部門は私のコーチングのトレーニング時に一番親和性があります。やはり業務が未来に向いているので、声かけなども上手にやっている人たちが多いですよね。看護師さんは救急やオペ前後のケアや看取りなどのヘビーな現場にいらっしゃるので、慎重になってしまうところがありますが、リハの人がいかに盛り上げるかということなのかもしれないですね。

丹野　看護師さんは特に専門がなく、守備範囲が広すぎて、何をどれだけ頑張ればいいというものがありません。特に最近は高齢で身体状況や社会背景が複雑な患者さんが多いため、医療安全や感染対策に加え、医師からの指示や毎日入ってくる多職種からの情報を整理整頓するだけでも、大変な作業になります。この状態が続くと仕事に余裕がなくなり、多職種の仕事まで関心が持てなくなり、チーム医療どころではなくなります。しかし、患者さんの目標管理を多職種とともに考えるということで、自分たちの役割が見えてくるというか、皆に育ててもらうというか、それが一番意味があることかなと思っています。

奥山　ユマニチュードなど、頑張ってやっている部署はありましたか？

丹野　認知症病棟です。ユマニチュードは以前から導入していますが、認知症ケアの一つの方法ということであって、それだけやっていれば十分というわけではありません。やはり大切なのは個別的な関わりだと考えてます。最近は、患者さん一人一人のプロフィールを作って、それをベースに個別ケアを病棟全体で考えるようになりました。好きだった音楽や趣味を取り入れたりすることで、患者さんの問題行動が減少するケースも増えてきています。

奥山　そうですよね。様々な患者さんへの対応方法っていうのが流行のように出てきますが、一つの方法論なのにどうしてもそれらを運営する協会ができたりすると、協会の存続がメインになってしまい、研究を絶対にやらないといけないなどになって、重たくなってきますよね。なので、患者さんの個別性を重視するっていうことに尽きる感じがします。

丹野　その人は何が好きなのか、どのような趣味なのか、どういう人生を生きてきたのか、そういったことも含めて病棟全体、家族とも共有しながら、ケアをしていくと臨床も楽しくなりますよね。

奥山　慈恵会さんでは、最新の素晴らしいことにたくさん取り組んでいらっしゃるので、次のステージはそれをどう発信していくかみたいなことでしょうか。きっと価値観が一緒の人がどんどん集まってきて、さらに採用の質が上がってきますね。ジョブローテーションの取り組みも新人の定着率アップの重要な要因だと思います。

丹野　若い人がどんどん成長すると、中堅クラスが置き去りにされたりするので、中堅クラスをどう巻き込んでいくかが課題です。ただ、奥山さんのおかげで主任クラスの意識がだんだん高くなってきていて、こうしてはいられないと思っているようです。ただ働くのではなく、採用した若い子たちをどうやって育てていくかなどを意識することにより、病棟全体の質を上げていこうという気持ちになれるんだと思います。

　今、特定看護師が毎週１回、新人のラウンドに１日ついてアセスメントを指導しています。いろいろとフィードバックをもらえることで新人の人たちから「今まで何かをするのが怖かったけど、怖くなくなりました」、「勉強の仕方を教わりました」という声が聞かれています。

奥山　やはりその特定看護師さんのラウンドがとても成果が出ているとおっしゃっていましたよね。新人もその取り組みはすごくありがたくてカッコよくて「いつか特定看護師に自分もなりたい！」って言っている人もいます。せっかくなので広報委員会のようなところに必ず専門職も１人か２人出席して、今の取り組みなどを広げていくのもいいかもしれませんね。

丹野　わかりました。ありがとうございます。

奥山　先生が今後採用していきたい看護師さんというのは、まず、しっかり挨拶ができて、明るくて、「なぜここに来たのだろう」というような患者さんのストーリーや背景をきちんと聞き取れて、接遇が良くて、ハッピーでクリエイティブな人と伺っています。

　慈恵会さんはとにかく新しい取り組みが多いですよね。小グループ単位でのプロジェクトチームもそうですし、ワーキンググループの単位で動い

ているものもあり、そこで試しにやってみたことが委員会に昇格したりなど、とにかく「やってみる」という風土がありますよね。

　そして、あらためてすごいなぁと思うのは先生が「これをやろう」と言ったときに、必ずスタッフは「すぐに動く」というところです。他の病院ではなかなかそうなりません。他の組織の職員の多くは「そもそもこんなに忙しいのにできません」「やったことがないのでできません」とか、いろいろやる前にイチャモンをつけます。そういうこと言わずに、「院長が言ってるからまずやってみよう」となるのが本当にすごいと思っています。

丹野　やはり文化なんでしょうか。秩序を重んじる文化、安定を求めて冒険しない、などいろいろな組織文化があります。でも、結果志向ではなく、理念をベースに目的意識を強く持ち、ワクワクしながら学習する文化というのもあります。

　当院の文化もどちらかというと、ポジティブな部分は少なかったんですが、個人との闘争というより、組織の文化と戦っていると捉え、この文化をどう変えていくかという話なのだと考えています。その文化をどう変えていくのか、周囲をどう巻き込んでいくか、そういったマネジメントが必要になってくるかと思うんですが、やはり一番大切なことは、すべてのことを理念を軸に考えるということです。

奥山　「オアシスの心」が慈恵会さんの理念ですね。私は新人研修で「オアシスの心」を「どう仕事で表現するのか」という「問い」に新人がアンケートで答えるということをさせてもらっているのですが、すごくいいと思っています。アンケートの答えをもとに「オアシスの心」をこんなふうに表しますということを一人ずつ発表させるのですが、これをやるとみん

ながそれぞれ「心に響くことを発表する」ので、グループエンカウンター効果が発生しています。こんな感動の場に、こんな素晴らしい仲間と一緒にいられて嬉しい、慈恵会に入ってきてよかった。慈恵会の職員になれたことが誇らしいと思う場所に、今、私の「新人研修」はなっています。

　自分のご家族が入院したときや、友達が入院したとき、またはご自身の入院経験でもいいのですが、そういうときに何を思って、どういう看護師さんがいいと思ったか、スタッフがいいと思ったのか、逆に嫌だなと思った人はどういう行動をとっていたか、自分が目指すのはどういうサービスを提供する人なのか。と、新人研修が「理念研修化」してきています。

　また、昨年は、不登校の経験をもっていらっしゃる方や、子育てで一旦離職した方や、他のビジネスの経験が長い方など様々な経験をお持ちの新人さんが入ってこられました。新卒との構成比がとてもよく、「チームの成長」には非常に効果的だったと思います。新卒というとZ世代と括られることが多いのですが、慈恵会さんは新人のチームが「ダイバーシティ化」していて、そこを指導する立場の方々も盛り上がりましたよね。研修後には新人と師長、部長、院長との合同歓迎会もあって、大変盛り上がってましたね。新人研修で盛り上がったあとの歓迎会というのはタイミング的にとっても相乗効果が高いと感じています。

丹野　毎年恒例でやりますからね。

奥山　こうしたことも採用の質が近年、非常に高くなった理由の一つではないかと思っています。慈恵会さんに7年くらい関わらせてもらっていますが、そう思います。

丹野　県内では「慈恵会のスタッフはきれいな人が多い」と有名です。本

当にどうしてこんなに集まってくるんだろうなと思います（笑）。

奥山　（笑）。でも、そういうのも大事ですよね。働いている人たちがハツラツとしていて「きれい」ってカッコいいです。「言葉遣い」や「指し示し」が美しくて、しっかりとお辞儀ができれば、それ相応に「きれい」に見えますしね。また、若者はおしゃれもしたい年頃ですから、しっかりメークして職員がバリバリ働いているのって組織に活気を感じると思います。ノーメークで勤務している人がいたら「この病院、すごく忙しくて余裕がないの？」っていうふうにも見えますし。髪の毛は一本のほつれも許さないという厳しい組織もありますが、そこは外国みたいにもう少しラフでも私はいいのではないかと思っています。

丹野　以前、師長クラスでも「病院に来ると足が重くなる」という人もいました。やはり仲間がよくて、その人たちと一緒に働けば気持ちがさっぱりする、大変だけど頑張れる、そんな場所になれるのが一番理想かなと思います。

奥山　先生、マグネットホスピタルのスケールがあるとします。満点が「100」だとすると、慈恵会さんは今、何点でしょうか？と、以前先生に伺ったことがあって、そのときはたしか60点とおっしゃったのですが、今の状態だとどのぐらいでしょうか。

丹野　75点ぐらい。

奥山　さすが、世界一を目指していらっしゃる丹野先生らしく、辛口ですね。でも15点も上がったというところに注目すると、今日お話で伺った

「看護や採用の質」の向上がきっとその理由ですね。ありがとうございます。ぜひ、先生の「マグネットホスピタル評価が 100 点」そして、世界一まで伴走させていただければと思います！

丹野 よろしくお願いします。少し足りないなと思ったのが、昇格制度や人事考課などですね。その辺りを今後どうしていくのか、まだはっきり明確なものはないです。だから、もう少し成熟した視点で考えていかなきゃいけないとは思っています。

奥山 そうですね。その物差しがないとなかなか難しいものだなと、あらためて思っているところです。
　また、今回の書籍で紹介している人はいわゆる Z 世代と呼ばれている人々です。まつエク、ピアス OK。髪型自由とか、こういうのが職場を選ぶ条件の一つに入っている世代。私は人材紹介もやっているんですが、ちょっとおしゃれをするぐらいは許してあげるなどしないと、なかなか若い人が応募してこないという傾向が見られます。

丹野 ただ、やはり文化ですから病院見学に来てもらって、文化に親和性がある人が来るべきだと思います。周りは誰もピアスを開けていないのに、自分だけできるかといったらできないと思います。

奥山 そうですね。しかしまだまだ、病院を選ぶ一番の理由が「雰囲気」なので、職員がイキイキ働いているところや、連携している姿にひかれて応募してくる人々を増やしたいところですね。勤務条件だけにつられてということじゃない人がさらに慈恵会の仲間になってくれたらと思います。

丹野　そうですね。一番大事なのは目的意識だと思います。何のために我々がいるのかという目的意識が共有できれば雑念は少なくなるのかな。それがないと、みんなバラバラになり、人の批判をしたり、悪口を言ったり、中には患者さんの悪口まで言ったりします。目的意識が一緒であれば、やることはたくさんあるので協力せざるを得ないので、だからある意味仕事がシンプルになります。性格が悪いとか仕事ができないという考えはなくなり、1年目でも「あなたにお願いせざるを得ないからよろしくね」となり、お願いしたほうも責任感が生まれますし、また頼まれたほうも信頼されたという気持ちになり、やりがいにつながるんだと思います。

奥山　目的意識、本当にそうですね。また、今日お伺いした「セル看護方式」もとてもいいものなんですね。患者さんにとってもいいけど、スタッフの育成とか成長にも非常にいいものなんですね。

丹野　今まで看護師さんは薬のことは処方された薬をしっかり飲ませるということにしか興味がなく、なんのためにこの薬を飲んでいるのかはあまり関心がなかったように思います。薬剤師がカンファレンスに入ることによって「この薬は問題ある」、「この薬を試してみるのはどうだろう」など、自分たちも一緒に考えるようになってきたと思います。ある意味、薬剤師さんに鍛えられているわけです。

奥山　多職種連携を地でいくことができ、なおかつ看護師も多職種から学ぶことが多いシステムなんですね。

丹野　そうなんです。看護師が教えることもありますが、看護師も多職種との関わりを通じて学ぶ、ということも悪くないんだと思います。

奥山　なるほど、「本来こうあるべき」という医療の本質に近づいてきているのでしょうか。

丹野　そうですね。

奥山　本日は、採用に関してのお話から波及して慈恵会さんの様々な取り組みやあらためて目指す法人の姿などを伺うことができ、とても有意義な対談を頂戴しました。丹野先生、本当にありがとうございました。

【2024年3月6日　Zoomにて収録】

対談を終えて

　長年、新人と昇格者の研修に携わらせていただいている慈恵会病院さんの採用の質がどう上がってきたのか、あらためて確認することができ、今回の対談は私にとっては大変、有意義なものとなりました。「やはりトップの指し示す明確な目標、思い、そして方法論をそろえられる組織の採用の質は、着実に上がっていくものなのだ。」ということが、私の中でも確信となりました。とにかくよいと思った取り組みは「すぐにやってみる」。慈恵会さんはそんなエネルギッシュな組織。しかし慈恵会さんといえども採用の質が最初から高かったのかというと必ずしもそうではないと思います。「言うは易く行うは難し」で、組織が一枚岩になってトライ＆エラーを繰り返してきたからこその「今」があります。今回は慈恵会さんの「採用の質の向上」という成功事例から「あり方」「方法論」をひも解くことができ、私も非常に勉強になりました。

＊ＮＰＳについて

　本文中に登場した、NPS とは簡易満足度調査のことです。私は支援先の職員に「自分の病院で一緒に働こうよ」と、どのくらい大切な人を誘えるかを 0 から 10 の数値で示してもらうことをもって「従業員満足度の指標」として聴取を推奨しています。（「自分の病院への受診を身内や友人にどのくらい勧めるか」も含む。）以前、慈恵会病院さんの緩和ケア病棟でもこの NPS と「ぬるま湯診断」（組織の職員がどれだけ仕事に燃えているかを見る指標）の 2 つを合わせて調査したことがあります（奥山美奈・著「共育ノート」日本看護協会出版会　2022 年 p.114 に掲載）。結果は対談の中でも紹介した通り「一緒に働こうと誘える」というものでハイスコアでした。この調査を希望される方は info@tn-succ.biz までご連絡ください。

「ぬるま湯診断」
申し込み
QR コード

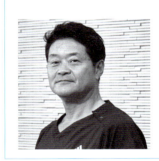

丹野 雅彦　略歴

1989 年　兵庫医科大学卒業

日本整形外科学会 整形外科専門医
日本臨床栄養代謝学会 TNT 認定医師

VHJ 機構 理事 /
全日本病院協会 若手経営者育成事業委員

第 2 章

神野 正隆
社会医療法人財団董仙会
恵寿総合病院　理事長補佐

奥山 美奈
TN サクセスコーチング株式会社
代表取締役・教育コンサルタント

やれない理由ではなくて、できる方法をとにかく考えよう

奥山　本日は恵寿総合病院の神野先生をお招きしました。神野先生お忙しいところありがとうございます。よろしくお願いします。

　今年 1 月に起きた能登半島の地震では被害にあわれて大変だったことと思います。今なお復興に向けて歩みは続いておられますね。先生のご教訓からお教えいただきたいのですが、そのような有事の中でリーダーシップをとった看護師さんをはじめ、コメディカルはどんな方々だったのかを教えていただけますでしょうか？

神野　この有事では当初はトップダウンが強かったので、リーダーシップを発揮した一番はトップ層だと思います。今回法人全体ですごくこだわったのは、「やれない理由ではなくて、やれる理由、できる方法をとにかく考えよう」ということです。震災なのでやれない理由は山ほどありますが、どうすればやれるのかだけを考えようと。それ以外はもう一切考えない、そのような姿勢で進めていったので、各部署みんなどうすればできるのかということを考えて動くようになりました。そういう意味では各部署の管理監督職（課長や師長）も存分にリーダーシップを発揮し、各部署のメンバーを引っ張ってくれて、結果 One Team, One Keiju になれたと

感じます。周りの公立病院などは様々な理由で、ほとんど機能不全に陥ってしまったため、自分たちができないと言ってしまったら、地域の医療を守れないということになるので、皆、それだけは絶対に避けなければと使命感をもってやってくれました。

　病院の機能としては井水をろ過して使う装置を備えており、定期的な水質チェックも行っていましたので、水も病院内では普通に使えたり、本院は免震構造のおかげで内部損傷は皆無で、病院機能を維持できたので「恵寿がやらなかったらどこが能登の医療を守るんだ」という意識が組織全体に広がったということが今回一番大きかったです。

奥山　なるほど、そうなのですね。私は東日本大震災の後、3年間ほど支援に入った宮城県の病院がありましたが、そこでは普段、あまり自発的とは思えず、どちらかというと大人しい人たちがリーダーシップを発揮したと聞いたことがあり、こんな質問をさせていただきました。その病院では震災という有事の出来事で「我々が支えなくてどうする」というような医療者魂がよみがえり、職員が一丸となれたともおっしゃっていました。災害時などには初心に戻り、患者さんを助けなくてはいけないという気持ちがよみがえってくることもあるのでしょうか。

神野　「One Team、One Keiju」を合言葉にしていましたが、震災後より本当に一丸になっていると感じます。

奥山　何ができるかを考えて、それ以外は考えるなという強力なリーダーシップも功を奏したわけですね。よく緊急時や患者さんの急変時などには指示的な対応がいいと言われます。普段は現場に任せる、自発的にというような非指示的な方法でやり取りをしていても、時と場合によっては「指

示的」と「非指示的」な状態を使い分けたほうが効果的とも言われますが、神野先生は普段はどちらの状態が多いでしょうか。

神野　これは自分の目下の課題でもありますが、マイクロマネジメントを結構してしまいます。「こうしたほうがいいのではないか」、「自分だったらこうする」みたいに言ってしまい、ある程度軌道に乗るまで伴走してから離れるというスタンスをとっていることが多いです。本当はやるべきことの方針や目的地だけは伝え、それ以外のプロセスは一切任せるのが理想と思ってはいます。

　ですので自分の課題としては「任せる力」をつけたいなとすごく思っていて、そこがまだまだだと思っています。任せるほうが自分でやるよりよっぽど難しいとは感じていますが、最終的にはやるべきこと、そこはブレずに伝えつつ、やり方は任せたいですね。

奥山　私はよく研修先で参加者の方から「ティーチングが先ですか？コーチングが先なんですか？」という質問をされることがあります。先生がマイクロマネジメントとおっしゃいましたが、やり方を示すことって大事ですよね。現場で密に職員と関わっていると、あえて示さない場合はどこかで勉強できる、学ぶ場所を用意していないと職員が右往左往してしまうと感じます。そうすると神野先生は今は「指示的」に職員に関わっておられるけれども、ゆくゆくは「非指示的」に現場に任せていきたいと思ってらっしゃるということなんですね。

神野　率先垂範することと圧倒的な熱量をもってやるということはすごく意識はしています。けれど、そこは Vision を決めるところに注力すべきで、繰り返しですが、そこに向かうやり方、プロセスについてまではコン

トロールしすぎないように意識しなければです。

奥山　支援先病院で前理事長はトップダウンで超指示的だったのですが、病院を引き継がれた新理事長は正反対というところがありました。しかし、ほとんどの業務をマニュアル化したり仕組み化したりすることで、今でも理事長は特に「指示的」にしなくても業務がうまく回っているんです。その先生はトップダウンは自分には似合わないと思われていて、粛々と様々なことを準備されて、見事に自発的に職員が動く組織を作られました。すごいなと思います。

神野　そのように自動化できる組織になるのが一番良いですよね。

奥山　トップの方が「非指示的」だったりすると下に強い人が出てきたりするなぁと現場を見ていて思うことがあります。例えば、すごく「非指示的」な師長だと副師長が「指示的」になって現場を回すしかない。と、そんなふうになることがあって…。「指示的」「非指示的」を使い分けることができるといいなと思って、「あなたは指示的、非指示的のどちらに傾いてますか」と研修で自分と向き合って考えてもらったり、どちらに傾いているか他者からのフィードバックを受けるなどの機会を作ったりしています。

神野　おもしろいですね。自分が思っているのと全然違うのでしょうね。でも、どちらにしてもバランスは大事かなと思います。現場任せと言うと、一見、聞こえは良いですが、みんな何をすればいいのかわからなくなることもあるので、バランスのいいところを見極めたいと思います。部署ごとに、この部署はこの人が決めるという責任と権限をしっかり決めて、

やれない理由ではなくて、できる方法をとにかく考えよう

全体最適な視点になっているかということは常に考えますし、災害時は特に意識しましたね。

奥山　なるほど、部分最適ではなくて、全体最適を考えられる職員ということですね。

神野　発災後数か月間は毎朝必ずそれぞれの部署のリーダーに当たる課長や師長、部長が集まってミーティングしていたので、常に意識してみんなに伝えていました。

奥山　混乱の中でも毎日ミーティングの機会を作るってかなり大変なことですよね。

神野　震災から2か月間は毎日、3月に入って週1回になりましたが、それまでは本当に良いこともあれば悪いこともあり、毎日が目まぐるしく、2歩進んで1歩さがって、また2歩進んで1歩さがってみたいな感じだったので、情報共有はすごく大事です。

奥山　ちなみに、震災前はどのぐらいの頻度でミーティングをされていたのでしょうか。

神野　全体のリーダークラスが集まる運営会議は月に1回です。月末に収支状況やいろいろな取り組みの話を情報共有します。管理職は週に1回、管理会議をしています。

奥山　それが毎日になるということは、すごいことですね。

神野　そうですね。それぐらい、本当に議論することがいっぱいありました。

奥山　月に1回の経営会議に出席する幹部の人たちが常々、それぞれの病棟や部署で指示的であれ、非指示的であれ、毎朝のミーティングで「判断基準」や「考え方」などを発信していれば、もしかして災害などがなくても、非常に強力な組織ができるのかなと今、先生のお話を伺って思ってしまいました。

神野　そうですね。実際、会議はみんなが朝通る、通り沿いの一角でやっていました。オープンスペースなので、たくさんの職員が「会議でいろいろ議論して頑張っているな」というのを毎日見て「自分たちも頑張るぞ」と思ってくれている職員も結構いたみたいです。今では「そのオープンスペースでの会議がなくなって、その様子が見られなくなり寂しいです」と言われているようです。

奥山　もちろん災害等は経験したくないことではありますが、有事な出来事というのは職員が一丸となって解決に向けて動くようになったり、指示的なリーダーシップを発揮することができるようになるなどの側面もあるのだな、と先生のお話をお聞きしてあらためて思いました。
　私は管理職研修は「非指示的」に進めるようにしています。ベテランでリーダーシップがとれる人が多い集団は「内発的な動機づけ」で動けるようにあれこれ指示をせず、場に任せるようにして、4,5人でグループを作ってもらい「これについて話し合って、最後に1人発表者が全体へ伝えるようにしてくださいね」というふうにざっくりと現場に任せる。その

ほうが自発性が高まるのでそんなふうにしています。

　しかし、新人研修は「超指示的」に進めます。まだ隣の人とも打ち解けていないような段階では「4人グループを作ってください」というのだけでも数分かかってしまいます。なので新人研修では参加者に立ってもらい「1列目、3列目の人はクルッと後ろを向いてハイタッチして、Aさん、Bさん、Cさん、Dさんと身長の順で決めて4人グループで座ってください」というふうに、グイグイ進めます。

　私は「指示的」「非指示的」も時と場合によって分けるというか、どちらも使えるほうがいいなと思っています。組織に「この場面では指示的にいこう」とか、「まだ新人は仕事を覚えるだけで精一杯だから非指示的に話を聴こう」とか、そんなのが一つの共通言語になればいいなと感じています。先生の病院には無意識にただ厳しいだけという職員はいらっしゃいませんか。使い分けができずに常に「指示的」な人はただ単に「厳しいだけの人」と捉えられ、他の職員のモチベーションを下げてしまったりするので…。

神野　そうですね。ただ厳しいだけなのはいらないですよね。厳しくてもいいと思いますが、やはり丁寧さがないとダメかなと思います。厳しくも、しっかり傾聴し丁寧な指導ができることが一番だと思いますね。

奥山　一部分だけを見て判断してはいけないとも思いますが、ただ大人しすぎて、現場に任せすぎてしまう「非指示的」な人をリーダーにしてしまったときなどは、下が強くなるしかない。ということも起こりますね。

神野　ただし「言ったもん勝ち」みたいに声の強い人の意見が通るのではなく、いろいろな人がしっかり意見を言える状況を作り、公平な視点を上

司は絶対もつべきですし、上司は責任がある立場なので、最終権限や決定は上司がすべきであるというのはブレてはいけないと思います。部下の意見ばかり聞いていると、まとまりがなくなったりするので、やはり強さと丁寧さは持ち合わせて欲しいです。

奥山　本当にそうですね。そんな職員が増えたらステキですね。さらに、強さと丁寧さを兼ね備えた人物を今後、採用していくためにはどのようなことが必要だと先生はお考えですか。

神野　なかなかそのような人がいきなりは来ないので、やはりそこはしっかりと自組織で教育するしかないと思います。自分で考えて動ける人、自律と自立の心を持っている人の育成教育を組織をあげてしっかり取り組むことが重要と思います。

　少し話がそれますが、「データセンター」を今年作りました。全部署のありとあらゆる数値化できるものを定量化して、見える化し、自分たちが日々やっていることはどういう実績なのかというのをしっかりと見られ、評価・改善につなげられるようにという目的でセンターを立ち上げました。「ちゃんと自分たちで考えてよ」、「指示待ちじゃなくて考えて行動しよう」とよく上は言うと思いますが、そもそも考えるための情報が不十分であるということも往々にしてありますので、しっかりフィードバックを受けられる、自分たちがやっていることは病院の中で、部署の中で、チームの中でどのような立ち位置なのか、新人の人でも理解できるように徹底的な実績の見える化をしています。

　例えば「認知症のケア加算をとりましょう」と言われてとっているけれど、一体自分がやっていることは何につながっているのか、病院全体でどういう動きをしているのかが、わからないという看護師さんも少なくはな

いと思うのですよね。看護部全体や病棟単位で、このような認知症ケア加算を月にこれだけ算定していて、それによって病院全体でその数だけ患者さんの認知症のケアに入っています、結果医療看護の質の向上につながっていますという、そのような見える化をして、自分が日々やっていることの意義・フィードバックをしっかり受ける。それをもって初めて次にやるべきことを考えて動いたり、自分がやりたいことを見つけたりするなどして、自立していくのではないかというところで、まずはあらゆることをしっかり見える化しようというのを4月からやり始めています。

奥山　「データセンター」ですか。素晴らしい取り組みですね。看護師として就職すると病院に入って半年ぐらいは医療技術や看護技術を覚えるだけで精一杯になってしまい、診療報酬のことや「自分のこの仕事は何につながっているのか」というふうに考えるまでに至らないですもんね。目標管理の個人目標を部署の目標と結び付けられない人も多いです。でも、診療報酬について詳しくなったとしても今度は効率だけを考えるようになったりして、仕事をこなすだけというふうになってしまう人もいますよね。

神野　そうですね。日々こなすことが多くなってしまいますよね。どんどんこなすのが上手になっていき、いろいろやれると思いますが、看護師さんにとって、自分がどのように役に立っているのか、自分が存在する意義などを考えられることで、専門など、どういう方向に進みたいかを決めるときに、全体が見えると非常に良いと思います。

　実際に自分も病院に戻ってきたときには、いろいろなことがわからず、病院全体が全然見えていなかったのですが、定量できるようなものから見ていくと、全体が見えるようになって、見え方が変わってきました。そうすると評価ができるようになり、その結果、その先の改善活動などにもつ

なげられると感じています。やはり、何事も数値化する。もちろん数値やデータがすべてではありませんが、そういうものがあって、初めてそこにさらに熱い想いなどが乗ってくるものかなと。「エビデンスなくして質は上がらない」というのは個人的にはこだわっているところですね。

奥山 その通りだと思います。考える力がなくなったとか社会人基礎力の不足などと、15年ぐらい前から言われていると思うのですが、実際、本当に考える時間を確保しているのかというと、そうでもないですし、何が正解なのかというところも示されていない現場が多いと思います。「ただ考えろ、考えろ」と言われてもエビデンスがないとやっぱり難しいと思います。

　看護師さんの中には実習指導者という役割の人がいるんですが、私は各都道府県でこの実習指導者の育成に関わっています。先日、その実習指導者養成講座で学生のとき、とてもいい指導を受けたという例を発表してくれた人がいました。看護学生は病院実習に来ると、日々実習記録を書かないといけないんですけど、その人が指導者に提出した記録に赤ペンで「あなたの担当してる○○さん、耳は遠くないですよ。」とコメントが書かれていたと言うんです。「受け持ち患者さんが難聴はないということは情報を取っているのでわかってるのに、なんで指導者はこんなコメントを書いたんだろう？」と、しばらく考え込んでしまったそうです。「○○さん、耳は遠くないですよ」っていったいどういう意味だろう？と。ふとしたとき、「もしかして、自分の話しかける声が大きすぎる」と指導者は言ってくれているんじゃないかと閃いたそうなんです。そして次の日、コメントをくれた指導者に「私の声は大きすぎますか」と尋ねると「よく気づいたね！高齢者には遠くから大声で話すんじゃなくて、近づいて耳元で話すことが大切なんだよ」と指導を受けたと言うんです。「ちょっと声が大きい

よ」とすぐに答えを伝えるのじゃなくて、少し寝かせる、考えさせる。今の時代、こんな指導の仕方はとても重要だと思います。忙しい現場で働いているとすぐに詰め込み的に教えてしまいがちですが、「考えさせる」「そのような工夫をする」というのは大事ですよね。話はガラッと変わりますが、先生は何年前ぐらいに病院にお戻りになられたのでしょうか。

神野　2020年に戻ったので、4年になります。

奥山　データ化や見える化をどんどん進めていらっしゃるとお聞きしましたが、そのきっかけとなる出来事などはあったのでしょうか。

神野　理事長である父との違いについて、ずっと自分の中で葛藤がありました。父は全国的に有名じゃないですか。同じことをやっても絶対にかなわないことはわかっていたので、自分にとって何が強みになるのだろうと考え、大学院（MBA）でその答えを探し、たくさんのことを学んだ中で、私には「データ経営」が一番性に合っていると感じ、また今でこそ恵寿はデータ経営を経営戦略の一つに据えて、徹底的に取り組んでいますが、当初は全くデータ経営が浸透していなかったので、自分の生きる道はこれだと感じました。実際「数値化して業務を可視化する」、それによって事実から課題を見つけ、解決にもっていき、組織全体の動きがすごく良くなったということがありました。エビデンスは非常に重要で、その先にあるのが、「考える」ということかなと思っています。ですから、数値化だけで終わらせるのではなく、あくまで、取っ掛かりや下地という意味です。数値だけをみて「高評価、低評価」というわけではないですが、やはり想いや、やりたいことは見える化した上での話かと思うので、定量化できていないことで、いくら想いや夢を語っても、それは全く根拠のないこ

とです。

奥山　両輪でそれらができたら一番強い組織ですよね。

神野　定性的な話は多いですよね。自分も恵寿に戻ってきてはじめに思ったのは、いろいろな想いややりたいことはたくさん聞きましたが、その根拠は？と思うところがありました。医師も看護師さんも他の職種もそうでしたが、ここは変えたいとずっと思っていて、少しずつ浸透してきたかなと思います。

奥山　なるほど、そんなふうに感じていたからこそ、やってこられたということでもありますよね。

神野　そうです。今までそれでもそれなりにできていたというか、おそらく、それこそ理事長や病院長など、上の層が一番ずらしちゃダメな軸だけはきちんと示していたから、そして行け行けドンドンの時代だったので多少ずれても大丈夫だったと思いますが、これからの医療提供体制は非常に厳しいVUCAの時代です。何事も客観的な根拠をもとに、常に変化する組織を目指し、全体最適でいくべきと考えています。

奥山　本当にそうですね。ちなみに、この対談は「採用してはならない看護師」というタイトルなのですが、先生はコメディカルの採用面談とかにも出られたりするのですか？

神野　そうですね。ただ、看護師さんの採用面談は一切関わっていません。

やれない理由ではなくて、できる方法をとにかく考えよう

奥山 採用面談のときに気をつけていらっしゃることとか、必ずなさる質問などがありましたらぜひ、教えてください。

神野 やはり採用のときには「どうしてこの職業に就こうと思ったのか」という、その想いはすごく聞きたいので質問しています。あとは短期的にやりたいこと、長期的にやってみたいこともよく聞きます。これは自身の「成長」をしっかり意識しているかどうかを確認するためです。何を大事にしてるのかという想いも聞いていますね。

奥山 採用時にいい答えを言った人が、その後もいい働きぶりであるというようなことはありますか？

神野 やはり元気がある人、明るく前向きな人、覇気がある人、自身の将来についてのビジョンがある人は、しっかりした優等生な答えが出ず、答えに詰まっても、伸びているような印象はあります。

奥山 なるほど、興味深いです。私は看護師の紹介と派遣もやっているんですが、コロナ禍では、予防接種やコールセンターの看護師時給が4500円とか5000円とかに跳ね上がっていました。常勤を辞めてまでそれらの高時給のアルバイトにつきたいという人がたくさん出ました。コロナが5類感染症となり、それらのアルバイトがなくなり、その人たちは今、焦って常勤を探していますが、就職面接の際、人事部長に「なぜ常勤を辞めて3年もアルバイトをしてたんですか？」と質問されてスッと答えることができないんですよね。お金のためですとも言えないし、黙ってしまうので、今度はいい条件の病院に就職が決まらないんです。アルバイトで年収1000万を3年間ももらっていたのに結局、無計画に使ってしまうと

か、こんなに税金が来ると思っていなかったのでカードで借りて支払ったら利息が高くて支払えなくなった。今になってボーナスのある常勤に戻りたい、などと言っています。

神野　急に年収が跳ね上がると確定申告のときに大変でしょうね。

奥山　酷い人になると急にお金が入ってきて気持ちが大きくなって散財してしまい、最後は消費者金融でお金を借りてしまった。その返済のために今は働かないといけないと、そんな人もいます。私も自分の会社で3人ほど、コロナ禍バブルで働いていた人を採用しましたが、上司が見ていないとサボったり、勝手に早く帰ってしまったり、まじめに働けない体になっているのでは？と思うほどでした。

　訪問看護などもそうですが、どうしても人員基準を満たす必要がある組織ではこんな人たちでも数合わせのために採用しないといけないというときもあります。そういうときに採用するのは仕方がないと思いますが、やはりその後しっかりと教育しないと、一旦楽を覚えた人はなかなかよくはならないものです。今回の書籍には「採らないためにしたいこと、採ってしまったらすべきこと」というサブタイトルがついていますが、「本来なら採りたくはないけれども人員基準を満たすためには仕方がない」と涙を呑んでいる方々にメッセージを送りたいと思って付けました。

　弊社に転職の登録をした美容外科の経験しかない看護師は、履歴書に「男性器ブツブツ除去の介助ができます」など大真面目に書いてきました。世も末です。また、最近は退職代行などを使って辞める人もいて、憤りを感じることもあります。職場を辞めたいと相談するとすぐに適応障害と診断書を出してくれるクリニックもあり、急に出勤してこなくなって退職したという人の診断書はみんな同じクリニックの名前だったりします。

やれない理由ではなくて、できる方法をとにかく考えよう

退職代行を使ったり適応障害の診断書と退職届（退職願いではなく『退職届』と記入してきます）を配達証明で送り付けて退職するような人は、用意周到です。二度と顔を合わせなくてもいいように少しずつロッカーの荷物を持って帰っていたりします。

神野　採用費だけが膨れ上がりますね。当院では今年は離職が少なそうです。震災を契機にどれだけ辞めるのだろうと心配していましたが、むしろ思いとどまってくれた職員もいます。でも、やはり根本的には人手不足は続いていて、人員基準などあまり余裕はないです。職員はすごく頑張ってくれているのがよくわかるので、少しでも本来業務に専念できる時間が増えるようDXなどによる働き方改革、仕組み改革に力を入れています。最終的には働きがい・やりがいを感じ、自身の成長や挑戦につなげられるようにしてあげたいです。

奥山　自分の成長を感じることができる、挑戦ができる組織というのは素晴らしいですよね。5年前ぐらいから新人研修や弊社に転職登録をする人に対して労働価値観をアンケートで取るようにしています。14項目の労働価値観にチェックしてもらうのですが、ほとんどの医療従事者は愛他性（人の役に立ちたい）や達成（いい結果を出す）、能力の活用（自分の能力を活用したい）、環境（仕事環境が心地がいいこと）という項目にチェックを入れます。給料という項目はほとんどあまり選ばない傾向があってちょっとホッとします。

神野　一番にはならないですよね。

奥山　ならないですね。

神野　上位には来るけど、一番じゃないということですね。

奥山　見ていると給料の項目は優先順位で7番目くらいです。逆に給料という労働価値観を選ぶ人には給料だけは高いという病院を紹介しますが、目的が間違っていないのか離職します。法人の価値観と個人の労働価値観がマッチングしたときに人は定着するんだなということをあらためて感じるところです。

神野　病院のカラーや特徴的なものを出しているほうがいいですかね？

奥山　やはりそのほうがいいと思います。多くのまともな看護師は人の役に立ちたい、自分の能力を使いたい、結果を出したいという価値観を上位に選ぶ傾向があります。医療従事者でも理学療法士は身体的な活動ができるという項目を選ぶ人が多いです。ライフスタイルという項目を選ぶ人もいますが、面談で話を聴いてみると夜勤が続いてもいいからまとまった休みをもらって海外旅行に行きたい。そんな人が多いように思います。

神野　以前、ぬるま湯診断ということを教えていただきましたよね。

奥山　そうでしたね、先生。今回、震災があっても辞めなかったという人はもともと仕事が好きな熱い（体温が高い）人たちなんだと思います。震災で確かに「システム温」（組織の変化性向）は上がったと思います。ですが、熱い人は「こんなときだからこそ頑張らなくては」と、システム温の上昇とともに適温ゾーンに移動する訳なので、もしかすると以前より「やりがい」を感じているかもしれません。「患者さんのために」と一生懸

命な人なのに、集団で意見が言えない、改善しましょうと言い出せないという人もいます。こうした人はシステム温を上げないと、もっと活躍できるところに転職してしまうことがあります。つまり「いい人が辞める」現象です。

　患者さんのために勉強会をやりましょう、看護研究をやりましょうとかを提案すると「給料分以上の仕事はしない」という水風呂職員（体温が低い人）に、「なんでそんなことやらなきゃいけないのよ」と、足を引っ張られる。「看護師あるある」です。いいことをしようとするとシステム温が上がります。変化したくない人々は阻止しようと必死になる訳ですが、今回は震災によってシステム温が一気に上がったので、物を言うのをあきらめた「熱き看護師」が力を十二分に発揮しているのかもしれません。

　もしかすると震災によって、恵寿総合病院さんの適温ゾーンは広くなり、そこに移動した職員が増えているのかもしれません。

神野　そうですね。

奥山　先ほど、自分は役に立っているかという存在意義のお話がありましたが、1年目で入ってきたばかりのコメディカルの人たちは、自己肯定感が4段階評価で2ということが多いです。人の役に立ちたいし、自分の能力を活用したいと思っているのだけれども、まだ仕事もできないし、何の役にも立てていないという気持ちがものすごく強い。半年もすれば仕事もできるようになって、患者さんから「ありがとう」と感謝されたりするようになります（もちろん先輩にも）。そうすると労働価値観の愛他性が満たされるので、ひと安心。その職員は自己肯定感も上がり組織に定着します。役に立っている実感の少ない半年間を先輩にあたる人々が「新人がいると初心を思い出していいね」とか「〇〇さんが来ると病棟が明るくな

るね」などと「いるだけで役に立っているよ」と支えてあげるようにするといいと思います。新人に「自分が役に立っているなと実感したのはどんなシーンですか？」という問いに答えてもらうと、「あなたの注射は痛くなかった」「この前はあなたが休みで心細かった」などと患者さんに言われたことなどを書いてきます。患者さんとリレーションを作れるようになるまで周囲がサポートすれば、あとは患者さんとのリレーションシップでやりがいを感じることができるようです。

　最後に、今はまだ震災からの復興の途中で現場は大変だと思いますが、人材を育成していくときに気をつけていきたいと思っていらっしゃることを教えていただけますでしょうか。

神野　繰り返しになりますが、しっかりとフィードバックしてあげること、丁寧にということです。自分のスタンスとしてはまず、自分がやってみせる。あとは圧倒的にやっているということを見せて、それで自分も頑張ろうという人が出てきてくれるといいなとは思います。また、考えるというところにおいては、考えられるベースとしてしっかりとしたフィードバックと考えられる情報はいつでも見られるようにしたいと思います。そういう環境下においてもやる気が出ないとか、興味がないというのは、もう仕方がないので、そこには注力しませんが、成長したい人に合わせた仕組み作りをしていきたいなと思います。

奥山　その評価やフィードバックを与えるというのは、人事評価制度などの場面でのフィードバックも含まれますか？

神野　そうです。人事評価制度も今まさに見直していまして、平等ではなく、公平であること、納得性があって頑張った人がしっかり評価され報わ

やれない理由ではなくて、できる方法をとにかく考えよう

れる、そういう評価制度を目指しています。100人が100人とも納得するものはないと思いますが、成長したいと思っている人がしっかりと成長できるような評価制度にしたいなと思い、いま取り組んでいます。

奥山　個人の成長を促す公平な評価制度ですか、ステキですね。どの組織も理想とするところですね。復興とも両立していかなくてはならず大変なことと思いますが、様々な取り組みを、ぜひ、成功させていただきたいです。応援しております。先生、本日は誠にありがとうございました。

【2024年3月19日　Zoomにて収録】

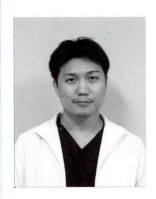

神野 正隆　略歴

2006年　福井大学医学部卒業（M.D.）
2021年　金沢大学大学院卒業（Ph.D.）
2023年　国際医療福祉大学大学院卒業（MBA）

2020年　恵寿総合病院 消化器内科科長および
　　　　理事長補佐
　　　　他、内視鏡センター長／
　　　　薬剤管理センター長／
　　　　入退院管理センター長／
　　　　データセンター長 兼務

消化器内科 専門医・指導医

VHJ機構 理事／
全日本病院協会 若手経営者育成事業委員

第2章

安藤 高夫
医療法人社団永生会
理事長

奥山 美奈
TNサクセスコーチング（株）
代表取締役・教育コンサルタント

採用したい・してよかった看護師とは

奥山 安藤先生、いつも研修ではお世話になっております。今年も永生会の理念「医療・介護を通じた街づくり・人づくり・想い出づくり」に共感して就職された方々の研修後の課題を頼もしく拝読しました。読むことで私のモチベーションもグイグイと上げてもらっています。有意義な研修をさせていただきまして、本当にありがとうございます。さて、本日は先生のこれまでのご経験から「採用したい・してよかった看護師の特性」についてお伺いしたいと思います。どうぞよろしくお願いいたします。まずは、永生会で「採用したい看護師」とはどんな人物像の方でしょうか。

安藤 私どもの病院や組織にご入院、ご入居されている方々というのはやはり高齢の方や認知症の方が多いので、そうした方々への理解度が深く、高齢者が好きで、常に相手に関心を持っていて、そして優しく、忍耐強く献身的に対応できる方がよいです。そのまた一方で、うちは南多摩病院のように救急医療分野もカバーしておりますので、患者様やご入居者様のちょっとした変化にすぐに気づける、予測性をもった看護ができることも大事だと思っています。ですが、まずは先ほどもあったように永生会の理念は「医療・介護を通じた街づくり・人づくり・想い出づくり」ですの

で、地域包括ケアということを心と体で理解できる方を採用したいと思っています。地域包括ケアというのは、高齢者を中心に、小さなお子さん、障害のあるお子さん、医療的ケア児、そして障害のある方、孤立している方、引きこもりや不登校の方、虐待やいじめに悩む方、自殺したいと追いつめられている方、貧困で困っている方、認知症で困っている方など地域に暮らすすべての方が、住み慣れた街で最後まで幸せに暮らせるという仕組みですから、それらを理解して「一緒に地域包括ケアを実現していこう」というパブリックマインドを持った看護師が来てくれるとありがたいですね。また、患者さんの身体に手を当てながら、じっくりと話を聴いて、そして欲を言えば、「ケアの最後にはユーモアをひとつ提供するなどして、皆さんを幸せにしてくれる」そんな看護師さんと一緒に働きたいですね。

奥山 ユーモアを出せる看護師ですね！それって大切ですよね。なんとも安藤先生らしいお言葉で、ステキです。安藤先生のスピーチやご講演の中には必ずユーモアが投入されていて、真剣なお話の中でもちょっと「クスッ」となる瞬間があります。そしてお話を伺ったあとは、和やかな気持ちになっています。「ユーモア」は安藤先生の大切な価値観でもあるんですね。すごく納得できました。

安藤 地域包括ケアは、やはり暮らしを支えるわけですから、ユーモアや楽しさという観点は大切だと思っています。支える側も支えられる側も「ちょっと幸せになれる」っていうのはいいですよね。「強く・優しく・面白く」仕事ができる人がいいですね。

奥山 「みんなが幸せになれる」っていうのは本当に目指したい医療と介

護ですね。先生、次は「採用してよかったな」という看護師の特徴と言動についてご紹介くださいますか。

安藤　永生会には多種多様な看護の場面がありますし、人事異動もあります。急性期看護から慢性期看護、そして在宅や施設内看護などいろんな経験を積んで看護観が醸成されている方はやっぱり「採用してよかった」と思います。今の医療の現場は多職種連携が求められていますから、協調性を持って仕事ができることはとても重要なポイントです。医師、コメディカル、ケアワーカー、ケアマネジャー、そして関わる他の法人スタッフなどと、すばやく良好な人間関係を構築できる人の存在は本当にありがたいです。患者様、利用者様はもちろんのこと、多職種も含めて関わる人の立場に立って言動がとれる方、つまりは協調性や献身性を持って患者様や他職種の皆さんと接することができるスタッフを見るとやはり、「ああ、この人を採用してよかったな」と思います。そういう人は、なんていうか法人の風土にもスピーディーにすっとなじんでいるように感じています。

奥山　先生、そういう方の採用時面接の印象はどんなものでしょうか。何と言っても多忙な先生ですから、今は採用面接には関わっていらっしゃらないかもしれませんので、もちろん採用面接をされた方からお聞きした印象などでもかまいません。協調性や献身性が高くてスピーディーに人間関係を構築できる方の最初の印象に特徴的なものはあるのでしょうか。

安藤　面接の中で、こちらの問いに端的に回答してくださる方や、当院でやりたい看護は何か聞いたときに明確に答えられる方は、もちろん面接時にも好印象で、その後の仕事ぶりもよく、人間関係能力も高いようです。私は廊下ですれちがったときにスタッフに声をかけたりしますが、そうし

採用したい・してよかった看護師とは

たときも明るく返答してくれる人はこうした人のようです。

奥山　先生、やっぱり「明るさ」って大切ですよね。いろんな法人の先生方も採用したいのは、まずは「明るい人」とおっしゃいます。私の会社では本当に細々となんですが、人材の紹介もやっているのでぜひお聞きしたいのですが、永生会は転職の回数が多い人など「転職回数は○回まで」といった制限のようなものはありますか？

安藤　正直、転職の回数は気になるところですが、転職回数は多くてもある程度の期間、ひとつの職場でしっかりと仕事された方は、面接においても自信を持ってその看護の経験を語ってくれます。ご本人のそれまでの経験を話してもらった上で、看護観をお聞きし、それが当会とマッチすれば複数の転職回数であっても採用させてもらっています。様々な経験を永生会で必ず活かしてくれるだろうと期待するからです。

奥山　そうなんですね、安心しました。就職先に恵まれず、転職が多くなった人でも永生会さんで自分の潜在能力を発揮するチャンスが得られるということですね。私は東京都ナースプラザの潜在看護師向けの研修講師を引き受けているんですが、家族のため育児や介護を優先していたら、いつの間にか潜在看護師になっていたという人にもたくさん出会います。そんな人々の希望になりますので次回の研修ではぜひ、永生会さんのことをお話しさせてください。次に先生、よく「採用の質が大切」ということが言われますが、「採用の質」はどんなふうに上げていけばよいのか、永生会さんではどんな工夫をされているかを教えてもらえますでしょうか。

安藤　やはり、分母（応募者数）を増やす必要があると思っています。た

くさんの応募者の中からより法人の理念に合う人を見極めることが大切だと思います。そのためには、応募者が増えるような取り組みを法人側が行わなければならないわけですが、実際の仕事内容や、一緒に働く仲間たちの様子、事業所の設備面などをわかりやすくまとめた動画を病院のホームページにアップして応募者の理解を深めています。これは、直接雇用を増やしていくための取り組みでもあります。また、先日、人財開発室（採用担当）と永生病院の看護部が協力し、初めての試みとして、紹介会社の担当者に向けて、「永生病院の看護」についての説明会をWEBにて実施しました。14社78名の方々にご参加いただき好評でした。

奥山　先生、私も人財紹介をやっておりますので、次回ぜひ、呼んでください（泣）。

安藤　もちろん！次回は声がけします（笑）。まずは、紹介会社の担当者の方に永生病院の看護の本質を理解していただくことで、登録している看護師の方々に永生病院を勧めやすくなるのではないかと期待しています。説明会後の紹介も徐々に増えていて、明るく元気に活躍してくれていますので、採用の質が上がっているな、という実感があります。また、永生会は早くからダイバーシティ＆インクルージョンを推進しています。現在、中国16名、フィリピン1名と外国籍の看護師も17名在籍しています。今後も積極的に外国籍看護師の採用を進めていく方針ですが、これは、グローバル化していく日本において「サービスの質」を上げることに直結するからです。

奥山　様々な国の方が日本で暮らすことになれば、自ずと自分の国の言葉がわかるスタッフがいるというのはサービスの質に直結しますものね。先

生、さすがです。

安藤　さらに技能実習生として介護で入職した外国籍職員が介護福祉士の資格を取った後、看護師を目指すという流れもできつつあります。特定技能も含め、永生会はこうした流れを積極的に支援していき、外国人の方々にとってもチャレンジしやすい環境を作ろうとしています。

奥山　外国語と日本語を話せて、介護も看護もできる人材なんてすごいですね。日本人の看護師もそうした人材に負けないようにしなくちゃですね…。採用の質ということもそうですが、こうした配慮は職員の働きやすさにも関わってくることですね。

安藤　職員にとって永生会で働く魅力を上げる施策も重要です。今、職員が働きやすい組織でありたいと「Ｅリニューアル」と称して病院の改修も順次やっています。元々は病院の老朽化のために行っていた改修工事ですが、このタイミングで休憩室やロッカーなどの働く環境のリニューアルも進めています。採用面接時には応募者が将来、永生会でやってみたいことや、今勉強していることを面接時に確認しています。そうすることで、応募者の「将来なりたい自分」を我々も把握し、法人としてできるだけ働く人の夢の実現を応援できるような配慮をしていこうとしています。

奥山　永生会さんはもう何年も前から職員満足度調査を欠かさずにされていますし、そうした法人としてのスタンスが、職員の働きやすさと定着につながっているんですよね。

安藤　職員のエンゲージメントレベルを高めることが勤続年数を延ばし、

応募者数の増加をもたらすと思っているので続けています。もちろん、時間も労力もかかるのですが、複合的な施策を行うことによって、さらに採用の質を上げていこうと考えています。

奥山 先生、数年前に人財開発室が立ち上がり、新人の入職時研修が2週間と手厚くなりましたね。近隣の大きなホールを貸し切って行われる新人研修に私は外部講師として関わらせていただいておりますが、定着率と職員の質の向上につながっていると伺っております。研修後の感想などを拝見すると、その2週間で社会人として働くことの心構えができ、また「こ

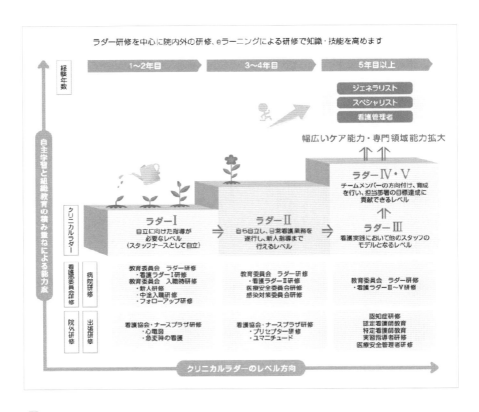

の仲間と一緒にやっていくんだ、嬉しいな」といった絆のようなものの構築にもつながっているように感じます。最後に職員の教育で他に工夫しているところや仕組みについてお伺いできるでしょうか。特に看護師教育に関しての工夫や仕組みについてお聞かせください。

安藤　永生会の看護師の教育は左の体系図に基づき行っています。高い知識と確かな技術を持って、幅広い分野で患者様のケアすることができる「ジェネラリスト」、認定看護師や特定看護師として、専門的分野の看護の実践、教育、後輩の育成などを行う「スペシャリスト」、質の高い看護の提供が叶うよう看護人財のマネジメントを行う、看護部長、師長、主任などの「看護管理者」。職員それぞれの目指すキャリアが積めるように体系化して、専門職としてのキャリアアップを支援しています。

奥山　先生、看護師が病院を就職先として選ぶ理由の上位に「卒後教育が充実している」「専門職としてのキャリアアップができる」というものがあります。認定看護師、特定看護師への道も開かれているということは看護職として、とても魅力を感じることだと思います。新人研修担当者としても研修でお会いした新人さんたちが永生会でしっかりとキャリアを積むことができるようになっているとお伺いして、とても安心しました。来年も「永生会にようこそ」と、自信をもって新人さんに言うことができます。先生、医療に選挙活動にと奔走されていらっしゃるところ、お話を頂戴しましたこと本当にありがとうございました。今後ともどうぞよろしくお願いいたします。

【2024年4月30日　誌上にて対談】

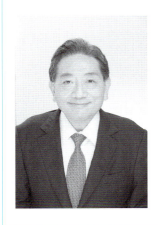

安藤　高夫 略歴

1984 年　日本大学医学部卒業
1989 年　医療法人社団永生会　理事長
2014 年　医療法人社団明生会　理事長
2020 年　社会福祉法人高生会　理事長

2017 年　自民党公認　第 48 回衆議院議員選挙
　　　　　初当選
　　　　　厚生労働委員会委員／自由民主党厚生労働部会副部会長
2024 年　自民党公認　第 50 回衆議院議員選挙
　　　　　厚生労働大臣政務官

専門：消化器内科

著者プロフィール

奥山美奈

TNサクセスコーチング株式会社
代表取締役

教育コンサルタント
ICT国際コーチ連盟認定コーチ
高等学校教諭(看護)
看護師

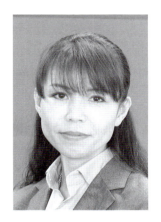

<略歴>
看護師、高校教諭を経てTNサクセスコーチング株式会社を設立。
エルゼビア・ジャパン「上手な叱られ方」「医療者にとって本当に必要な接遇とは」e-learning講師。S-QUE「訪問看護」e-learning総合監修。メディカ出版「CandYLink」、e-JINZAI講師。
管理者教育から各種プロジェクトチームの指導、人事評価の構築、人材紹介・派遣と組織の課題をまるごと解決するマグネット化支援を行う。「起業家育成」、「コーチ認定」で医療者の独立の夢も叶える。その数、320名。
ソフトテニス競技で4度の全国大会出場、2013年度マスターズ全国大会準優勝の経験から提供されるコーチングは圧倒的な成果を産む。
著書8冊。連載、講演多数。

<取材>
日本医療企画「ばんぶう」「最新医療経営」/日経ヘルスケア/白衣のクラシコ/ナース専科/ナーシングビジネス/看護展望/他多数

<著書>
「看護学生のためのコミュニケーションLESSON」メヂカルフレンド社(2023)
「医療者のための新人共育ノート」日本看護協会出版会(2022)
「医療者のための共育コーチング 心を動かしチームを動かす」日本看護協会出版会(2019)
「対人力を磨く22の方法」メディカ出版(2011)
「知識と実践がつながる看護学生のためのコミュニケーションLesson」メヂカルフレンド社(2011)
「新人・若手・学生 やる気と本気の育て方」日総研出版(2010)
「ポストコロナの保健医療体制を考える」分担執筆 ロギカ出版(2022)
「活動・参加を支援する!訪問看護・介護・リハビリテーション」分担執筆 シービーアール(2024)

＜コンサルティング実績＞
（株）LIXIL／株式会社サンピア／環境クリエイト（株）／小倉第一病院／青森慈恵会病院／医療法人社団愛育会／竜操整形外科病院／大森山王病院／介護老人保健施設カントリー／ケアセブン訪問看護ステーション／美浜そよかぜクリニック／神戸看護専門学校／如水会今村病院／内科佐藤病院／（株）銀座健康倶楽部／（株）クールヘッド介護事業部／彩雲会鳩ヶ谷クリニック／他

＜研修実績＞
東京都ナースプラザ／神奈川県、千葉県、栃木県、茨城県、岩手県、島根県、鳥取県、福井県、福岡県、高知県、香川県、沖縄県看護協会／千葉県、群馬県、茨城県教員連絡協議会／三重県庁医療政策課／奈良県庁／佐賀県庁／大分県庁医療政策課／茨城県准看護協議会／大阪私立病院協会

近畿大学／東北福祉大学／島根県立大学／藍野学院短期大学／熊本健康保健科学大学

九州大学病院／長崎大学病院／済生会グループ／国立国際医療センター／久喜総合病院／日立メディカルケアセンター／茨城県立こころの医療センター／牛久愛和総合病院／新潟厚生連佐渡総合病院／佐久市立国保浅間総合病院／公立甲賀病院／箕面市立病院／ベルランド総合病院／PL病院／千船病院／川崎病院／篠田病院／福山医療センター／JA山口厚生連周東総合病院／長崎みなとメディカルセンター／訪問看護ステーションやまがた

杏林大学医学部付属看護専門学校／日本大学医学部附属看護専門学校／郡山健康科学専門学校／春日部市立看護専門学校／千葉県立野田高等看護学校／茨城県立つくば看護専門学校／茨城県立中央看護専門学校／佐久総合病院看護専門学校／新潟厚生連看護学校／晴麗看護学校／名古屋市医師会看護専門学校／東海アクシス看護専門学校／富士市立看護専門学校／香里ヶ丘看護専門学校／島根県立石見高等看護学院／九州医療センター助産学院／佐賀市医師会立看護専門学校／長崎県央看護学校／日南看護専門学校

他多数

＜お問い合わせ＞

TNサクセスコーチング株式会社
HP　https://tn-succ.jp
TEL　03-6433-9192
FAX　03-6433-9193
MAIL　info@tn-succ.biz

TN問い合わせ
QRコード

TNサクセスコーチング（株）

「管理職研修」や「昇格者試験の実施」から人事評価制度の構築まで。
医療・介護界の教育は全てお任せ下さい。

サービス例　どーんと

例えば看護師として現場で働きながら、部署の課題を抽出。
必要な調査、分析、研修等をカスタマイズしてご提供します。

現場モニタリング調査

半日研修 100,000 円
一日研修 150,000 円
・採用コンサルティング
・接遇トレーナー育成＆接遇委員会トレーナー化
・院内コーチ認定トレーニング＆認定試験
15~20万／月　ミッションによります
0ベースからの人事評価制度構築＆形骸化からの見直し 250 万
（人事評価者を院内コーチ認定合格者に育てます）

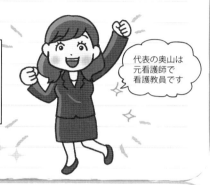

（代表の奥山は元看護師で看護教員です）

ご連絡は……
TEL　03-6433-9192
E-mail　info@tn-succ.biz

『辞めない人財』のご紹介なら

リソースフル株式会社

「半年で辞めた」「面接したけど結局こなかった」こんな悩みを解決します。
ご紹介した人財の『定着率NO1をめざす』リソースフル(株)は
看護師、介護士が作った会社です。

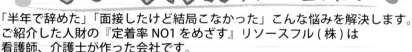

チームになれる人のみ紹介!!

だから現場の悩みが分かるのね

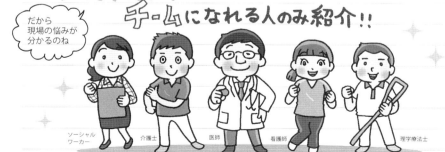

ソーシャルワーカー　介護士　医師　看護師　理学療法士

ご連絡は……
TEL　03-6433-9193
E-mail　resourceful@wine.plala.or.jp

＊リソースフル(株)は
TNサクセスコーチング(株)と連携しています

採用してはならない看護師
〜採らないためにしたいこと　採ってしまったらすべきこと〜

発　行	2025年3月10日　初版第1刷発行
著　者	奥山美奈
発行人	渡部新太郎
発行所	株式会社日本医学出版
	〒113-0033　東京都文京区本郷3-18-11　TYビル5F
電　話	03-5800-2350　FAX　03-5800-2351
イラスト 装　丁	ふじいまさこ
印刷所	モリモト印刷株式会社

©Mina Okuyama, 2025　　　　　　　　　　　　　　　Printed in Japan

ISBN978-4-86577-079-7

乱丁・落丁の場合はおとりかえいたします。

本書の複製権・翻訳権・上映権・譲渡権・公衆送信権（送信可能化権を含む）は，㈳日本医学出版が保有します．

JCOPY ＜㈳出版者著作権管理機構　委託出版物＞
本書の無断複写は著作権法上での例外を除き禁じられています．複写される場合は，そのつど事前に，㈳出版者著作権管理機構（電話03-5244-5088, FAX 03-5244-5089, e-mail: info@jcopy.or.jp）の許諾を得てください．